商务部审定家政培训教材

育婴员

商务部审定家政培训教材编辑委员会　编著

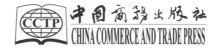

中国商务出版社
CHINA COMMERCE AND TRADE PRESS

图书在版编目（CIP）数据

育婴员 / 商务部审定家政培训教材编辑委员会编著.
-- 北京：中国商务出版社，2020.1（2021.6重印）
商务部审定家政培训教材

ISBN 978-7-5103-3248-7

Ⅰ.①育… Ⅱ.①商… Ⅲ.①婴幼儿—哺育—技术培
训—教材 Ⅳ.①R174

中国版本图书馆CIP数据核字(2020)第013059号

育婴员

商务部审定家政培训教材编辑委员会 编著

出　　版：中国商务出版社有限公司
地　　址：北京市东城区安定门外大街东后巷28号　　　　　邮编：100710
责任部门：创新运营事业部（010-64515145　LYJ@cctpress.com）
总 策 划：谭　宁
责任编辑：张永生
助理编辑：刘玉洁
特邀编辑：吕连婷
总 发 行：中国商务出版社有限公司发行部（010-64266193　64515150）
网　　址：http://www.cctpress.com
邮　　箱：cctp@cctpress.com
排　　版：北京宝蕾元科技发展有限责任公司
印　　刷：北京长宁印刷有限公司天津分公司
开　　本：787mm×1092mm　1/16
印　　张：13　　　　　　　　　　字　　数：180千字
版　　次：2020年1月第1版　　　　印　　次：2021年6月第2次印刷
书　　号：ISBN 978-7-5103-3248-7
定　　价：49.80元

编辑委员会

编写人员

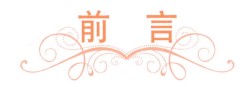

前　言

习近平总书记指出，家政服务是朝阳产业，既满足农村进城务工人员的就业需求，也满足城市家庭育儿养老的现实需求，大有可为。要把这个互利共赢的工作做实做好，办成爱心工程。

商务部深入贯彻落实习近平总书记重要指示精神，大力推进家政服务业规范发展和从业人员能力素养提升，推动家政服务业提质扩容，为决胜全面建成小康社会贡献力量。同时，商务部切实履行脱贫攻坚政治责任，会同国家发展改革委、财政部、国务院扶贫办、全国妇联开展"百城万村"家政扶贫，建设家政扶贫基地，深化家政服务企业与贫困县合作，支持更多贫困人口从事家政等服务，实现稳定脱贫。

为夯实家政培训基础，提高家政服务培训水平，2013年，商务部服务贸易和商贸服务业司委托中国商务出版社编写出版了《家政服务入门》等4册"商务部指定家政服务培训教材"。上市后深受读者欢迎，并被收录到"2013　2014年农家书屋重点出版物推荐目录"。

2019年6月，国务院办公厅印发《关于促进家政服务业提质扩容的意见》，要求商务部等部门开展家政培训和服务全国家政职业技能提升行动，确保到2020年底前累计培训超过500万人次。由于2013年版家政培训教材已不能很好地适应当今需求，商务部服务贸易和商贸服务业司、中国商务出版社共同牵头对教材进行了修订增补，并组织专家进行审定，推出"商务部审定家政培训教材"。

这次修订致力于打造全国适用家政服务培训标准教材。"商务部审定家政培训教材"共9本，包括《家政服务入门》《家庭保洁员》《母婴护理员》《育婴员》《养老护理员》，以及《家庭保洁技能手册》《母婴护理技能手册》《育婴护理技能手册》《养老护理技能手册》。教材内容根据国家最新职业技能标准编撰，同时参考国内优秀家政服务企业操作实践规范，并纳入家政服务发展的新技术、新要求、新趋势，是当前体系较完善、内容较全面的权威实用家政服务培训教材。

本套教材贯彻落实《国家职业教育改革实施方案》精神，坚持产教融合、校企双元开发。根据教育部印发的《关于组织开展"十三五"职业教育国家规划教材建设工作的通知》规定，按照"1+X证书制度"试点工作需要，强化行业指导、家政服务示范企业和职业院校共同编制。教材紧跟家政服务产业发展趋势和人才需求，通过典型、真实家政服务工作任务，将职业技能等级标准及要求有机融入教材内容，并通过互联网技术的运用，推进书证融通、课证融通。

真人演示教学是本套教材的另一重要特色。本套教材融准确简洁文字、关键操作图示和真人视频演示为一体。同时，组织龙头家政企业细致梳理家政服务中的常用和重要技能、容易出现的错误和经常面临的难题，通过真实"服务案例""家政小贴士""家博士答疑"等栏目，生动讲解家政服务职业定位、相关法律常识、职业素养，有温度、有深度地传授家政专业知识和技能。

本套教材为传授家政服务知识的初级读本，适用于企业培训、职业院校教学和家政服务员自学使用。通过学习，学员能够了解家政服务基本知识、掌握关键操作技能，满足上岗要求。特别是作为商务部家政扶贫基地和"百城万村"家政扶贫建设的配套学习教材，更能帮助农村（尤其是贫困地区）适龄劳动力进城从事家政服务行业，带动脱贫致富。

　　《育婴员》以如何科学养护宝宝、教育培训聪明宝宝为核心，在明确传递育婴员岗位职责和能力素养要求的前提下，系统、全面地传授了婴幼儿的生活照料、日常生活保健与护理、早期教育与智力开发等内容，并向育婴员耐心讲解了婴幼儿身心特点，教导育婴员认真、细致做好相关服务。本书最大的亮点，是根据教学需要，拍摄了 48 个视频，使学习更加直观、生动。《育婴员》与本套教材中的《母婴护理员》均涉及婴儿护理，因此，两者内容有所重复。又因教材出自不同作者，重复内容的展现上也略有差别，但都在国家和相关标准要求之内。如能配套学习《育婴护理技能手册》《母婴护理员》《母婴护理技能手册》，将有力提升专业护理技能。

　　本书大纲由总主编商务部国际贸易经济合作研究院服务贸易所副所长、研究员俞华拟定，并吸收主编北京易盟天地信息技术股份有限公司副总裁付昕昕的修改意见确定。第一章由上海巾帼社会服务有限公司戴群、刘珩撰稿，第二章、第三章由北京我爱我妻科技有限公司冯婷、王立芳、李娟慧撰稿，第四章由北京嘉乐会家政服务有限公司曾晓梅、王倩撰稿，第五章、第六章由北京易盟天地信息技术股份有限公司姚艺甜、赵宇露、田晓同、蒋永娟撰稿。北京易盟天地信息技术股份有限公司郝庆荣负责全书视频、图片拍摄，付昕昕、高丽英、孙田飞、孙伟妮、陈婷婷负责全书编写审核。商务部国际贸易经济合作研究院研究生陈史洋、曹砚文、申斑意参与书稿审校。北京华智创视科技有限公司负责视频后期编辑、二维码与视频平台维护。

　　由于时间仓促，能力水平有限，本套教材难免存在问题和不足，敬请广大读者批评指正！

编　者

目 录

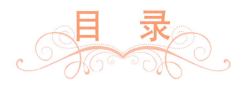

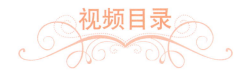

视频目录

第一章　育婴员岗位认知

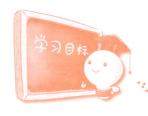

学习目标

本章应掌握的基本知识要点：

（1）育婴员的职业定义与职业等级。

（2）育婴员个人素质基本要求。

（3）育婴员工作要求。

（4）育婴员职业前景。

第一节　育婴员的职业定义与职业等级

一、职业定义

2019年3月，人力资源和社会保障部出台了《育婴员国家职业技能标准》（职业编码：4-10-01-02）。新出台的《育婴员国家职业技能标准》对育婴员从业人员的职业活动内容进行规范细致描述。

育婴员是指在0～3岁婴幼儿家庭从事婴幼儿日常生活照料、护理和辅助早期成长的人员。

二、职业技能等级

育婴员的职业共设三个等级，分别为：五级/初级工、四级/中级工、三级/高级工。

三、职业环境条件

室内、外，常温。

四、职业能力特征

人格健全，身心健康，视觉、听觉正常，动作灵活，观察敏锐，良好语言表达能力，有爱心、耐心和责任心。

五、普通受教育程度

初中毕业（或相当文化程度）。

六、职业技能鉴定要求

1. 具备以下条件之一者，可申报五级 / 初级工

（1）累计从事本职业或相关职业工作 1 年（含）以上。

（2）本职业或相关职业学徒期满。

2. 具备以下条件之一者，可申报四级 / 中级工

（1）取得本职业或相关职业五级 / 初级工职业资格证书（技能等级证书）后，累计从事本职业或相关职业工作 4 年（含）以上。

（2）累计从事本职业或相关职业工作 6 年（含）以上。

（3）取得技工学校本专业或相关专业毕业证书（含尚未取得毕业证书的在校应届毕业生）；或取得经评估论证、以中级技能为培养目标的中等及以上职业学校本专业或相关专业毕业证书（含尚未取得毕业证书的在校应届毕业生）。

3. 具备以下条件之一者，可申报三级 / 高级工

（1）取得本职业或相关职业四级 / 中级工职业资格证书（技能等级证书）后，累计从事本职业或相关职业工作 5 年（含）以上。

（2）取得本职业或相关职业四级 / 中级工职业资格证书（技能等级证书），并具有高级技工学校、技师学院本专业或相关专业毕业证书（含尚未取得毕业证书的在校应届毕业生）；或取得本职业或相关职业四级 / 中级工职业资格证书（技能等级证书），并具有经评估论证、以高级技能为培养目标的高等职业学校本专业或相关专业毕业证书（含尚未取得毕业证书的在校应届毕业生）。

（3）具有大专及以上本专业或相关专业毕业证书，并取得本职业或相关职业四级/中级工职业资格证书（技能等级证书）后，累计从事本职业或相关职业工作2年（含）以上。

第二节　育婴员个人素质基本要求

一、育婴员素质要求

作为一名育婴员，通常是以住家形式在客户家庭工作，所以除了专业的知识技能以外，还应具备以下基本素质要求。

（一）仪容仪表

1. 个人卫生

应有良好的个人卫生习惯。应做到勤洗澡、勤换衣服、勤剪指甲、勤漱口。上班前不饮酒，忌吃大蒜、韭菜等有刺激性气味的食物。不在人前"打扫个人卫生"，比如剔牙齿、掏鼻孔、挖耳屎、修指甲等。这些行为都应避开他人进行，否则，不仅不雅观，也不尊重他人。

2. 服装服饰

着装应舒适、方便、易洗，以休闲类、宽松类服装为好。服装款式简洁大方，避免穿着裙装和领口较大的服装，避免穿暴露的服装。服装要经常清洗，保持干净整洁。鞋子最好选用软底平跟，要保持干净。工作时尽量不佩戴金银首饰，以免损坏、丢失，以及造成不必要的误会。

3. 美容美发

应根据自己的具体条件和职业特点加以修饰。工作时，不能浓妆艳抹。化妆要自然、淡雅，以简洁明朗、精神焕发为好。不要使用香味过浓的化妆品。发型不要太奇异，长发应扎起或盘起，注意保持头发的清洁。手指甲应定期修剪，保持干净，不能涂抹指甲油。

（二）言谈

与人交谈语言要简洁明了，语气要亲切和善，声音要自然平易，交谈内容要恰当，并注意保持与对话者的适当距离。

1. 礼貌用语

应恰当地使用礼貌用语。提倡礼貌十字用语："您好""请""谢谢""对不起""再见"。切忌使用歧视性和侮辱性的语言，如"老太婆""乡下人"等贬低对方的话，更不能说粗口。

2. 谈话内容

谈话内容应根据交谈的实际情形而定，内容要适宜。不能东拉西扯，不着边际；不能是低级庸俗令人反感的话题。不要询问和泄露雇主的隐私，不要在背后搬弄是非，对忌讳的话题应尽量避免。

3. 语气语调

应运用恰当的语气语调。尽量把语速控制在适中的速度上，语音轻柔，用语礼貌。

4. 倾听技巧

与人交谈，不仅要善于表达，更要学会倾听。在听别人说话时要表示出诚心，用心耐心地听，也要"会听"，要边听边想，理解别人说的话的意思，记住别人讲话的要点，适时地作出反馈。应做到该说的说，不该说的不说，多听少说。

（三）举止

应做到彬彬有礼，落落大方，遵守一般的进退礼节，避免不礼貌、不文明习惯。

1. 站

站姿要挺拔。站立时，两脚脚跟着地，身体应与地面垂直，重心放在两个前脚掌上，挺胸、收腹、收颌、抬头、双肩放松，双臂自然下垂或在体前交叉，眼睛平视，面带笑容。

站立时不要歪脖、斜腰、屈腿等，在一些正式场合不宜将手插在口袋里或交叉在胸前，更不要下意识地做些小动作，那样会显得拘谨，缺乏自信，也有失庄重。

2. 坐

腰背挺直，肩放松，应两膝并拢，把双腿平行放好，双手自然放在膝盖上或椅子扶手上。入座时要轻柔和缓，起座时要端庄稳重，不可猛起猛坐，弄得桌椅乱响。移动椅子的位置时，应先把椅子放在应放的地方，然后再坐。不论何种坐姿，上身都要保持端正。

3. 走

基本要求是轻而稳，胸要挺，头要抬，肩放松，两眼平视，面带微笑，自然摆臂。不要扭腰摆臀，不要左顾右盼，也不要走成"内八字"和"外八字"。遇到雇主或邻居要礼让，不抢行，行走时应保持安静。

4. 蹲

全蹲或半蹲时手要尽量贴近腰身，上身不能倾斜得太低，臀部不能翘得太高。蹲下来这个姿势并不是让全身松懈下来，因为随意在他人面前蹲下来就会容易暴露你的个人隐私。

育婴员举止礼仪视频

（四）日常礼仪礼节

1. 电梯礼仪

乘坐电梯时，应按先出后进次序，电梯门打开时，先等别人下电梯，此时可用手扶着电梯门边上的橡胶条，不让门关上，使大家有足够时间上下电梯。

走进电梯后，应给别人让地方。先上的人站在电梯门的两侧，其他人站两侧及后壁，最后上的人站在中间。应让残疾人或行动不便的老人、孩子站在离电梯门最近的地方，当他们上下电梯时，应为他们扶住门。

乘坐电梯如遇人多，不要硬往电梯里面挤；如果电梯已显示超载，最后进入者应主动退出，等下一趟电梯。

在电梯里尽量不吃东西，不大声谈论有争议的问题或有关个人的话题。乘坐自动扶梯时，应遵行"左行右立"，应与其他乘客保持适当的距离，站好扶稳，注意安全，尽量不要行走。

2. 迎送礼仪

迎送客人是交往中常见的礼仪。迎客要热情、友好。对来访客人无论职务高低、是否熟悉都要一视同仁。

客人到来都要引客人上座（一般以右为上），双手递上茶水，手指不能捏在杯口上，茶水应倒七分满，并注意随时为客人续茶。

客人告辞时，应主动相送，对于年老体弱者应送至大门口，送客到门口或楼梯口再和客人道别。

送客至电梯要为客人按下楼按钮，直至电梯到来，一手按住电梯门，一手示意请进，与客人道别，等电梯门关闭后离去。

3. 用餐礼仪

由于工作的特殊性，原则上不与雇主同桌用餐，可事先留出适量的饭菜，在雇主家用餐前或用餐后食用。

雇主有明确指示可同桌用餐，入座时应在他人之后，切勿抢先入座。同桌进餐时坐姿要端正，保持安静，口内有食物时应避免说话。

可自备一套餐具自用，不与雇主混用。用餐时尽量使用公匙公筷，不翻挑食物，进餐的速度不要过快或过慢，应与雇主保持基本一致。

4. 称呼礼仪

初次见面时应做自我介绍。自我介绍时应真实简洁、坦率自信，如："你好，我叫×××，是×家政公司的服务员"。同时，也可以落落大方地询问别人："请问，怎么称呼您？"如果雇主有明确的指示称呼，就按指示称呼，如林老师、张教授、李医生等带职称和头衔的称呼；如果雇主没有明确指示，一般对男主人称呼某先生，对女主人称呼某女士或某太太，对于老年人，还可以随第三代的小朋友称呼爷爷奶奶、外公外婆等，一般不直呼其名。

5. 招呼礼仪

进出雇主家时，首先应与雇主打招呼问好，然后再与其他人打招呼。离开时应与雇主及其他人告别。

与人照面时要正面对视，面带微笑，不能斜视，也不能上下打量。

6. 电话礼仪

在雇主家不随便使用雇主电话，除非有急事需要联系，在征得雇主同意后方可使用。当雇主或其他人在通话时，要根据实际情况选择回避，或是埋头做自己的事，千万不要侧耳"旁听"。

不要主动接听电话，除非雇主有明确的指示。如接听电话声音要柔和亲切，口齿清晰，音量适中。需要代为转告、留言时，要认真记录并复述一遍，切记勿忘转告。接听电话时，无论是在雇主家还是在其他场合，都应该注意，不说无关紧要的事情。

拨打电话应选择适当的通话时间，避免在他人休息和用餐时间拨打私人电话。

不能随便把雇主及其家里的电话号码告诉第三者。

7. 婉辞礼仪

在服务过程中，碰到干不了的事情或是超越职责和能力范围的，可以表示遗憾，但要注意技巧，不可直接用否定语，可说"很抱歉，我不会做""很遗憾，我不能帮您的忙""对不起，让您失望了"等委婉语，既谢绝了对方，又让人觉得你是通情达理的。

如果要辞职，应亲自向雇主说明辞职理由，态度要坦诚明朗，表达要含蓄得当，并坚守工作岗位，直至雇主有了较为妥善的安排。

8. 道歉礼仪

在工作生活中有失误的地方或是妨碍、打扰了别人，应及时向对方道歉，不要推卸责任。

道歉除了要获得对方的谅解外，最重要的是使自己此后的作为有所改进，不再犯同样的错误。

二、育婴员职业守则

（一）遵纪守法，文明礼貌

我国《宪法》明确规定，遵纪守法是每个公民的基本义务，也是对每个从业人员的基本要求。遵纪守法就是要遵守国家的宪法和各项法律法规，履行一个公民应尽的义务，不违法乱纪，同时还要遵守家政服务行业所制定的纪律、制度，遵守社会公德。

在从事家政服务的过程中，常会与人打交道，这就要求育婴员具备起码的礼仪知识。不论是个人卫生还是仪容仪表；不论是举手投足还是言谈举止；不论是与服务对象的家庭成员相处还是处理邻里关系，或是接待客人，都应言语文明，举止大方。

1. 仪表

仪表端正，朴素大方，鞋袜整齐，注意整洁，姿势端正。

2. 语言

语言规范，说话文明，尊称敬语，不讲粗话，不讲忌语。

3. 举止

举止得体，态度恭敬，表情从容，行为适度，形象庄重。

4. 待人

待人热情，微笑服务，亲切友好，主动热情，排忧解难。

（二）克服自卑，自尊自爱

育婴员经常被人称为"保姆"或"佣人"，最容易出现的思想问题就是自卑，总感到自己处处低人一等。克服自卑的最好办法就是努力做到自尊自爱。

自尊自爱就是尊重自己的人格。育婴员应充分认识自己工作的价值和意义，认识自己所从事的职业在社会中的地位，热爱本职工作，忠实地履行自己的职责，维护自己的尊严，不要自轻自贱。

自尊自爱就是爱惜自己的人生。珍惜自己的身体，反对追求虚荣或自暴自弃。要正确处理好与雇主之间的人际关系，千万不要出卖自己的身体去换取所谓的"尊重"。在遇到不如意的事情时，也不要灰心，更不要自毁，要以乐观的精神去面对生活。

（三）诚实守信，优质服务

"诚""信"都是古老的伦理道德规范中的主要内容。"诚"就是童叟无欺、讲究信誉，这是取得别人信任的一个前提。"信"就是真心实意地履行诺言，特别注意不能欺人，它是处理人际交往关系的准则。

育婴员是为雇主提供服务的，会遇到不同类型、有不同要求的人。首先，要有一定的心理准备，学会和雇主及其家人磨合，为下步工作打下良好的基础。要根据和雇主约定的要求，按时按质完成工作。最好制定一份工作时间表，免得遗漏，每天在工作之前最好先和雇主沟通，工作结束后要向雇主汇报。

为了提高完成工作的质量，育婴员在完成工作后，要抓紧时间学习有关家政方面的业务技术，尽量掌握更多的家政服务技能。只有勤奋好学，对自己的技术精益求精，才能不断提高工作质量和效率，成为优秀的、令人满意的家政服务人员。

（四）忠诚本分，宽宏谦让

育婴员在雇主家中为其提供服务，与雇主家人接触的时间比较多，因此，要注意说话得体，细致工作，热情服务，和蔼可亲，特别是对老人和小孩更应如此。

雇主把工作交给育婴员是对家政服务人员的信任，育婴员应该珍惜这种信任，要爱护雇主的财物，不拿不该拿的东西，不欺骗雇主，要以行动证明自己是一个诚实、值得信任的人。

在与雇主相处时，要懂得谦让。雇主家人的性格、脾气、爱好各不相同，有些老人或病人可能性格有点古怪，有些女雇主可能比较挑剔，对于这些情况，育婴员就要尽快地了解雇主家庭成员的性格脾气、爱好等，尽量顺从雇主的性格和尊重雇主的生活习惯，使雇主满意。遇事时要大度一点，用宽容和谦让避免矛盾，千万不能在自己受到一点委屈时，就拿雇主的物品或小孩出气，这种做法是不道德的，甚至是违法的。

（五）尊重雇主，不参与"内政"

每一个家庭都有自己的生活习惯。育婴员一定要尊重雇主的生活习惯，对于饮食口味、起居作息时间、房间布置，生活用品的采购或放置，都要顺应雇主的习惯和爱好。切不可按照自己的意愿去安排雇主的生活，试图改变雇主的生活习惯，这种自作主张的服务，很难让雇主满意，也不会收到很好的服务效果。

育婴员在某一家庭工作一段时间后，必然会知道这个家庭的一些问题和矛盾。对于雇主的家庭问题和矛盾，育婴员不宜多加评论，不要参与雇主家的"内政"。对于雇主家中成员之间的矛盾，切不可搬弄是非或多嘴多舌，以免使家庭矛盾激化。有可能的话，应多做有利于雇主家庭和睦的事情。同时，不可把雇主的家事张扬出去，以免造成不良影响。

（六）勤劳节俭，避免浪费

勤劳节俭是中华民族的传统美德，是育婴员应有的品质。所谓勤劳，就是辛勤劳动，努力提供优质的家庭服务。所谓节俭，就是要帮助雇主节省，爱惜雇主财物，不浪费雇主的钱财，反对浪费。

育婴员尽管是在替雇主服务，但如能帮雇主精打细算、节约开支，更能赢得雇主的好感。

三、育婴员行为规范

（一）遵纪守法

遵纪守法包括遵守国家各项法律、法规，遵守社会公德和行为规范，遵守公司的各项规章制度和雇主的有关要求；还包括维护社会的安定和团结，维护公司和雇主的合法权益。

（二）远离恶习

每一个正常人都应该养成良好的生活和工作习惯，坚决杜绝恶习和不良习惯。禁止盗窃、赌博或打架斗殴；禁止打骂或虐待老、幼、病、残、孕人员。要视雇主及其家人如自己的亲人，热忱周到地为其提供服务。

（三）尊重雇主

育婴员入户服务时，要尽快熟悉和了解雇主家的生活习惯、饮食口味、个人爱好、起居时间等，不刻意要求雇主改变其传统生活习惯，要主动适应雇主。

（四）摆正自己的位置

育婴员在为雇主家服务时，要摆正自己的位置，不能喧宾夺主。雇主家人在谈话、看电视时，要主动回避，给雇主以私人空间；未经许可不能进入雇主的卧室，有事先敲门，出去时轻轻关上门。

（五）真诚待人

育婴员在服务过程中，不能欺骗公司和雇主；不说不该说的话，不做不该做的事，不进不该进的地方，不碰不该碰的东西；不打听雇主家的私事，禁止泄露其隐私；不和别人说长道短，不给雇主传闲话。

（六）注意安全

对雇主的贵重物品及不会使用的电器等未经家政公司指导和雇主允许，严禁使用，确保雇主的财产安全。

严禁与异性成年人（或青年人）共居一室，不与不相识的人乱拉关系，严禁带朋友在雇主家中食宿或停留。

严禁擅自外出，禁止夜不归宿。当自己的人身安全及合法权益受到侵害时，要及时与公司联系，不要擅自处理。

（七）洁身自爱

未经雇主同意，禁止使用雇主家的通信工具、音响和电脑设备等；不能把雇主的联系方式泄露给他人；不准在雇主家看电视；未经允许严禁翻阅雇主的东西，更不能使用雇主的私人物品。

（八）谨慎行事

工作要小心，如损坏雇主家的东西，要主动认错，切不可推诿责任。工作期间若与雇主发生纠纷，无论何种原因均要告知公司，请公司出面解决。

（九）不懂就问，勤记录

在雇主家服务过程中遇到不会使用的电器等要及时询问并做好记录，不要不懂装懂，随意操作。对雇主交代的事情要保证自己听懂了，未听清或未听懂都要问清楚并记录下来，以免遗漏。

（十）勤俭节约

要主动协助雇主节约水电煤等各项开支。帮助雇主采购日常生活用品时，要货比三家，做好日常采买记账，不得虚报冒领。

（十一）遵守协议

要按照和雇主约定的协议办事，不得随意要求更改。不能自行向雇主要求增加工资，不能无故要求下户或不辞而别。禁止主动或暗示向雇主索要财物或红包。禁止向雇主借钱和物品。在完成自己的工作离开雇主家时，要主动打开自己的行李物品让雇主检查，以示尊重。

四、育婴员必知的法律法规知识

我们的社会是一个法治社会，随着国民经济的发展和社会体制的进步，一个健全和完善的法治体系，正在不断地向社会生活领域的各个方面渗透。法律法规为人们在社会生活中各种社会关系的行为规范，在推动社会主义精神文明建设方面，正日益发挥着重要作用。因此，育婴员只有学法，才能知法，只有知法，才能用法，并正确运用法律来维护和行使自己的合法权利。

（一）《中华人民共和国宪法》

宪法是一个国家的根本大法，是国家的总章程，在我国的法律体系中具有最高的法律地位和法律效力。宪法与刑法、民法、行政法、诉讼法等都是一个国家法律的组成部分，但是它们在一个国家法律体系中的地位是不同的。宪法可以说是"法律的法律"，其他普通法律则居于宪法之下，故宪法又有"母法"之称。

1.我国的国体

我国《宪法》第一条规定："中华人民共和国是工人阶级领导的、以工农联盟为基础的人民民主专政的社会主义国家。"这就是我国的国家性质，又称为国体，是我国国家制度的核心内容和基本准则。

2.我国公民必须履行的义务

我国现行宪法规定了公民应履行的义务，主要有：（1）维护国家统一和全国各民族的团结，维护祖国的安全、荣誉和利益。不得有危害祖国的统一、安全、荣誉和利益的行为。（2）遵守宪法和法律，保守国家秘密，爱护公共财产，遵守劳动纪律，遵守公共秩序，尊重社会公德。（3）依照法律服兵役和参加民兵组织。（4）依法纳税。依法纳税是公民应尽的一项基本义务。（5）计划生育。（6）参加劳动和接受教育。劳动和受教育既是公民享有的权利，也是公民应尽的义务。

3.我国公民应当享有的基本权利

宪法规定公民的权利和自由主要有：（1）在法律面前人人平等。（2）选举权和被选举权。（3）言论、出版、集会、结社、游行、示威的自由。（4）宗教信仰自由。（5）人身权。任何公民，非经人民检察院批准或者决定或者人民法院决定，并由公安机关执行，不受逮捕。禁止非法拘禁和以其他方法非法剥夺或者限制公民的人身自由，禁止非法搜查公民的身体。（6）人格权。禁止用任何方法对公民进行侮辱、诽谤和诬告陷害。（7）通信自由。（8）批评、建议、申诉、控告、检举权。（9）劳动就业和获得社会保障的权利。（10）受教育的权利。（11）对妇女、未成年人、老年人等特殊主体权利的保护等。

（二）《中华人民共和国妇女权益保障法》

妇女权益保障法的立法目的是：

（1）为了保障妇女的合法权益，促进男女平等，充分发挥妇女在社会主义现代化建设中的作用。

（2）实行男女平等是国家的基本国策。

（3）国家采取必要措施，逐步完善保障妇女权益的各项制度，消除对妇女一切形式的歧视。

（4）国家保护妇女依法享有的特殊权益。《中华人民共和国妇女权益保障法》规定妇女享有六大权益：政治权利、文化教育权益、劳动和社会保障权益、财产权益、人身权利和婚姻家庭权益。

（三）《中华人民共和国未成年人保护法》

未成年人是祖国的未来和希望，为他们的健康成长创造一个良好的外部环境，不仅关系到每一个孩子、每一个家庭、每一所学校的明天，而且关系到整个民族的明天。教育最重要的任务是培养具有全面文明素养的人。让孩子学会做人、学会做事、学会求知，让孩子懂得尊重和善待生命，懂得遵守规则和秩序，懂得对自己行为的后果负责，这是家庭、学校和社会义不容辞的责任。

同时，未成年人也是一个特殊群体，特殊之处即在于他们在社会中处于弱势地位。他们心理上正处于从无知到有知、从不成熟到成熟的转变时期，心理上比较脆弱，更容易受到外界的诱惑和侵犯。另一方面，在人的一生中，总会有相互对立的力量在起作用，正与邪、真与假、善与恶、美与丑，人性中的光辉与丑恶交织在一起，影响着每一个人，尚未形成固定人生观、世界观的未成年人所受影响更大。这就更加需要我们的法制教育采用多种多样、生动有效的方式，把法制观念植根于处在萌动期的孩子心中。如何服务青少年、保护青少年，也是我们所需面对的一个社会课题。因此，国家机关、社会团体、家庭、学校和全体公民应该积极地给予他们特别的法律保护。

《中华人民共和国未成年人保护法》的制定，是为了保护未成年人的身心健康，保障未成年人的合法权益，促进未成年人在品德、智力、体质等方面全面发展，培养有理想、有道德、有文化、有纪律的社会主义建设者和接班人。《中华人民共和国未成年人保护法》所称未成年人，是指未满十八周岁的公民。未成年人享有生存权、发展权、受保护权、参与权等权利，国家根据未成年人身心发展特点给予特殊、优先保护，保障未成年人的合法权益不受侵犯。未成年人享有受教育权，国家、社会、学校和家庭尊重与保障未成年人的受教育权。未成年人不分性别、民族、种族、家庭财产状况、宗教信仰等，依法平等地享有权利。

保护未成年人的工作，应当遵循下列原则：

（1）尊重未成年人的人格尊严。

（2）适应未成年人身心发展的规律和特点。

（3）教育与保护相结合。

（四）《中华人民共和国母婴保健法》

《中华人民共和国母婴保健法》的制定，是为了保障妈妈和婴儿健康，提高出生人口素质。国家发展母婴保健事业，提供必要条件和物质帮助，使妈妈和婴儿获得医疗保健服务。对边远贫困地区的母婴保健事业给予扶持。各级人民政府领导母婴保健工作。母婴保健事业应当纳入国民经济和社会发展计划。国务院卫生行政部门主管全国母婴保健工作，根据不同地区情况提出分级分类指导原则，并对全国母婴保健工作实施监督管理。国务院其他有关部门在各自职责范围内，配合卫生行政部门做好母婴保健工作。国家鼓励、支持母婴保健领域的教育和科学研究，推广先进、实用的母婴保健技术，普及母婴保健科学知识。

（五）《中华人民共和国劳动法》

《中华人民共和国劳动法》的制定，是国家为了保护劳动者的合法权益，调整劳动关系，建立和维护适应社会主义市场经济的劳动制度，促进经济发展和社会进步。它是维护人权、体现人文关怀的一项基本法律。其内容主要包括：劳动者的主要权利和义务；劳动就业方针政策及录用职工的规定；劳动合同的订立、变更与解除程序的规定；集体合同的签订与执行办法；工作时间与休息休假制度；劳动报酬制度；劳动安全卫生规定，女职工和未成年工特殊保护、职业培训、社会保险和福利、劳动争议等。

改革开放以来劳动关系发生了深刻变化，更加多样化、复杂化，如何正确调整和维护劳动关系双方的合法权益，解决用人单位与劳动者之间越来越多的利益矛盾，是关系稳定与发展的大事。

（六）民事权利

民事权利是由民法所赋予和保护的，是民法规范的基本内容。民事权利是法律赋予民事主体享有的利益范围和实施一定行为或不为一定行为以实现某种利益的意志。民事权利具有三个基本特点：

（1）平等性。每个公民不分年龄、性别、民族、宗教信仰、职业、地位等，都享有平等的民事权利。

（2）连续性。公民的民事权利从其出生至其死亡，法人的民事权利从其成立至其消灭，自始至终都享有法定的民事权利。

（3）真实性。我国社会主义强大的物质基础，使民事主体所享有的民事权利得以保障。

民事权利的行使是指权利人为实现自己的权利实施一定的行为。权利行使的方式有事实方式和法律方式两种。事实方式，是指权利人通过事实行为行使权利；法律方式，是指权利人通过民事法律行为行使权利。权利行使应遵循以下两项主要原则。

第一，自由行使原则。权利行使是权利人的自由，自应依当事人的意思决定，他人不得干涉。

第二，正当行使和禁止权利滥用原则。权利人应依权利的目的正当行使权利，遵循诚实信用原则，禁止权利滥用。

　　民事权利的保护，是指为保障权利不受侵害或恢复侵害的民事权利所采取的救济措施。民事权利的保护分为自我保护和国家保护。民事权利的自我保护，又称为私力救济，是指权利人自己采取各种合法手段来保护其权利。自我保护的方式主要有自卫行为和自助行为两种。实施自助行为的条件为：第一，须为保护自己的权利；第二，须情势紧迫来不及请求国家保护；第三，须采取法律许可的方式；第四，须事后当即请求国家保护民事权利的国家保护，又称为公力救济，是指民事权利受到侵犯时由国家机关通过法定程序予以保护。

（七）《中华人民共和国民事诉讼法》

　　民事诉讼是指人民法院在当事人和其他诉讼参与人的参加下，审理和解决民事案件的活动。民事诉讼法是调整人民法院、当事人及其他诉讼参与人在民事诉讼中的权利义务关系的法律规范的总称。广义的民事诉讼包括诉讼程序和执行程序两大部分；狭义的民事诉讼只包括诉讼程序部分。民事诉讼法的特有原则包含：当事人诉讼权利平等的原则；法院调解原则；辩论原则；处分原则。

（八）财产权、人身权、人格权、隐私权

　　（1）财产权是指具有直接财产内容的民事权利，如财产所有权，以及与此有关的债权、继承权、承包经营权、相邻权等。

　　（2）人身权是指与民事主体的人身不可分离而无直接财产内容的民事权利，如人格权、身份权。

育婴小贴士

　　育婴员在雇主家中容易涉及的是财产权和人身权，因此要学法、遵法、维法，用法律的武器指导自己的行动，行使自己的权利，承担应尽的责任。

　　（3）人格权是指民事主体依法固有的，以人格利益为客体的、为维

护主体的独立人格所必备的权利。其又包括公民的生命健康权、人身自由权、姓名权、名誉权、肖像权等。

（4）隐私权是指自然人就自己个人私事、个人信息等个人生活领域内的情事不为他人知悉、禁止他人干涉的权利。保护个人隐私权是人类文明发展的标志。隐私权保护的是个人精神生活的安宁，是一个正常人生活的重要条件。隐私的范围包括私人信息、私人活动和私人空间。自然人享有隐私权，禁止以窥视、窃听、刺探、披露等方式侵害他人的隐私。

根据规定以书面、口头形式宣扬他人的隐私，造成一定影响的，应当认定为侵害公民的隐私权的行为。所以，作为育婴员在雇主家里工作时，应保护雇主家的隐私，不到处宣扬雇主家的私事。

（九）《中华人民共和国治安管理处罚法》

治安管理处罚，是指中国公安机关依照治安管理法规对扰乱社会秩序，妨害公共安全，侵犯公民人身权利，侵犯公私财产，情节轻微尚不够刑事处罚的违法行为所实施的行政处罚。我国治安管理处罚具有以下四个显著特点：

（1）从处罚主体看，我国治安管理处罚实行"一元制"的处罚体制，我国治安管理处罚权集中由公安机关行使。

（2）从处罚程序看，我国治安管理处罚完全采用行政处理程序。

（3）从制裁角度看，我国治安管理处罚属于中间制裁。我国的治安管理处罚作为较重的一种行政处罚，与刑罚有着密切的关系。在我国法定的制裁手段体系中，治安管理处罚属于中间制裁。

（4）从处罚强制性看，我国治安管理处罚具有警察强制性。

育婴小贴士

育婴员进入雇主家庭后，应处理好与家庭成员的关系，文明礼貌地对待所服务家庭中的每一个人；雇主家庭内部发生矛盾时，不要参与其中。

第三节　育婴员工作要求

一、育婴员服务技能要求

育婴员的服务技能要求标准是根据等级（初级、中级和高级）依次递进的，高级别涵盖低级别的要求。

（一）初级

1. 生活照料

（1）婴幼儿喂养：能指导母乳喂养的姿势，选择和冲调配方奶粉，使用奶瓶喂哺婴幼儿，进行婴幼儿溢奶的预防和处理；能制作婴幼儿泥状食品，制作婴幼儿菜肴。

（2）婴幼儿盥洗：能为婴幼儿进行眼、外耳道、口腔、腋窝、臀部、皮肤和外阴的清洁；能为婴幼儿洗头、擦脸、洗澡（擦浴）和剪指（趾）甲。

（3）照料婴幼儿排便与睡眠：能安置婴幼儿睡眠床、安抚婴幼儿入睡；能帮助婴幼儿排便，为婴幼儿进行便后清洁，为婴幼儿更换尿布。

（4）照料婴幼儿出行：能为婴幼儿选择和更换衣服、鞋袜；能包裹婴幼儿，背、抱婴幼儿；能为婴幼儿准备出行的各种用具和物品，使用婴幼儿童车和车载儿童座椅照顾婴幼儿出行。

（5）环境与物品的清洁消毒：保证婴幼儿所处环境干净、整洁的同时，能消毒婴幼儿餐具、奶具、玩具、婴儿尿布和便器，婴幼儿家具、卧具等。

2. 保健与护理

（1）三浴锻炼与抚触：能为婴幼儿进行空气浴、日光浴和水浴，进行全身抚触。

（2）常见症状的护理：能为婴幼儿测量腋温、肛温，喂药，滴眼、耳及鼻药，能照顾婴幼儿就医。

（3）意外伤害的处理：能为婴幼儿四肢表皮擦伤、四肢扭伤、皮下血肿、蚊虫叮咬和蜂蜇后进行初步处理。

3. 教育实施

（1）训练婴幼儿动作能力：能为婴幼儿进行抬头、翻身的游戏；能为婴幼儿进行坐、爬的游戏；能为婴幼儿进行站立、行走的游戏；能为婴幼儿进行跑、跳的游戏；能为婴幼儿进行精细动作的游戏。

（2）训练婴幼儿听和说能力：能与婴幼儿一起玩指认游戏；能为婴幼儿讲故事；能为婴幼儿念儿歌、童谣。

（3）指导婴幼儿认知活动：能与婴幼儿一起玩触摸游戏、听觉游戏和视觉游戏。

（二）中级

1. 生活照料

（1）食品制作：能为婴幼儿制作蔬菜泥、果泥、辅食及一日三餐等。

（2）作息安排与习惯培训：能制定婴幼儿的一日作息表；能为婴幼儿做好餐前准备、餐后整理，辅导婴幼儿进餐，训练婴幼儿使用餐具；能训练婴幼儿按时入睡、使用便器、专心排便。

2. 保健与护理

（1）生长监测：能为婴幼儿测量体重、身长（高）、头围和前囟。

（2）常见症状的护理：能对发热婴幼儿进行护理；能处理婴幼儿便秘；能为婴幼儿进行皮肤保健与护理，为新生儿进行脐部护理。

（3）意外伤害的预防与处理：能查找并处理婴幼儿生活环境中的安全隐患；能对婴幼儿进行心肺复苏，对发生气管异物情况的婴幼儿进行初步处理，对被宠物咬伤的婴幼儿进行初步处理。

3.教育实施

（1）训练婴幼儿动作能力：能为婴幼儿做被动操、主被动操、模仿操和手指操。

（2）训练婴幼儿听和说能力：能为婴幼儿选择发展听和说能力的图书或图片，为婴幼儿选择发展听和说能力的有声读物；能与婴幼儿一起玩发展听和说能力的游戏；能与婴幼儿一起玩节律游戏。

（3）指导婴幼儿认知活动：能与婴幼儿一起玩分类、配对、排序的游戏，一起玩数的游戏，一起进行泥工、纸工、涂鸦等艺术活动。

（4）培养婴幼儿情绪、情感与社会性行为：能识别和应答婴幼儿的基本情绪反应，进行促进婴幼儿社会性发展的游戏。

（三）高级

1.生活照料

（1）食谱编制：能制定婴幼儿一周食谱。

（2）传染病的预防与消毒：能根据常见传染病的发生规律进行婴幼儿生活环境的预防性消毒；能消毒传染病婴幼儿的衣服、被褥、便器，处理传染病婴幼儿的排泄物。

2.保健与护理

（1）常见症状的护理：能为患有呼吸道疾病和消化道疾病的婴幼儿进行护理。

（2）意外伤害的预防与处理：能对发生骨折、溺水、触电、烫伤的婴幼儿进行初步处理。

3.教育实施

（1）训练婴幼儿动作能力：能针对婴幼儿发展水平选择和改编粗大动作游戏，创设情境训练婴幼儿粗大动作；能针对婴幼儿发展水平选择和改编精细动作游戏，创设情境训练婴幼儿精细动作，观察、分析和记录婴幼儿的动作能力。

（2）训练婴幼儿听和说能力：能针对婴幼儿发展水平选择、改编听和说的游戏，创设情境训练婴幼儿听和说的能力，观察、分析和记录婴幼儿听和说的行为。

（3）指导婴幼儿认知活动：能针对婴幼儿发展水平选择和改编认知游戏，创设情境训练婴幼儿认知能力，观察、分析和记录婴幼儿认知能力的发展。

（4）培养婴幼儿情绪、情感与社会性行为：能针对婴幼儿发展水平选择和改编亲子游戏；能创设情境培养婴幼儿良好的情感，观察、分析和记录婴幼儿情绪、情感的发展；能创设情境培养婴幼儿良好的社会性行为，观察、分析和记录婴幼儿社会性行为的发展。

4. 指导与培训

（1）指导：能分析家长教养中存在的问题；能对家长和初级、中级育婴员的教养行为进行指导。

（2）培训：能根据家长的特点和情况编制培训计划；能根据初级、中级育婴员的特点和情况编制培训计划。

二、育婴员上岗要求

育婴员的主要职责是育人，既不同于保姆，也不同于保育员。要全面掌握 0～3 岁婴幼儿的生理、心理生长发育的专业知识，掌握不同年龄阶段婴幼儿的言行、思维和情感方式，懂得与婴幼儿相处和沟通的技巧，能够适时地开发婴幼儿的自身潜能。另外，育婴员通常是以住家的形式在雇主家庭中工作，雇主对育婴员的要求也就比较高，所以上岗前必须要具备以下几点：

（1）持有有效的居民身份证，具有合法的劳动从业资格。

（2）信守职业道德，遵纪守法，无刑事犯罪记录。

（3）女性，年龄在 18 周岁以上，50 周岁以下。

（4）无生理性缺陷，无精神病史和各类传染性疾病史，具有本市医疗机构出具的有效的健康证明。

（5）初中及以上文化程度，能讲普通话，并有流畅的语言表达能力和亲和力。

（6）熟悉服务程序和规范要求，具备相适应的岗位知识和技能，具有相应的职业资格证书。

育婴小贴士

育婴师注重的是用科学的方法在日常生活中培养宝宝的动作技能、语言能力、认知能力和社会交往能力，实际上就是婴幼儿的家庭教师。

服务案例

宝宝呛奶

宝宝小涛一个多月，一天被育婴员放在了沙发上喂奶，不想却发生了呛奶事件，致使小涛呼吸衰竭险些送命。因为育婴员不能做到对宝宝精心呵护，因而被诉至法院。

家博士点评：

育婴员在技能上有一定的缺失，喂奶时缺乏安全意识。

第四节 育婴员职业前景

一、国外育婴员职业现状

提到国外的家政服务，很多人首先想到的是菲律宾的"菲佣"。"菲佣"已成为世界品牌，被称为世界上"最专业的保姆"。事实上，在很多国家，家政行业都是服务产业的重要组成部分，该行业庞大、规范，从业者体面、有尊严，受到社会各界的普遍尊敬。

但是，在国外很少有人专职从事育婴员这个工种。因为国外托幼机构设置较为多样化，最大限度地满足了家庭的不同需求。许多国家大力发展正规托育机构，如幼儿园和托儿所，以满足更多家庭和儿童的需要。例如，美国加利福尼亚州大力发展社区儿童看护中心，根据儿童的年龄细分为幼儿看护中心、婴儿看护中心、学步儿看护中心、学龄儿童看护中心和轻度生病儿看护中心五种。日本还开设临时托儿所，家庭主妇出门临时购物，或是妈妈突然生病或其他紧急情况发生时，家长可把孩子送到这里寄托几个小时。日本因托育需求的上升，出台特别保育对策：0岁托育、延长托育时间、夜间托儿等。瑞典也有类似的夜间托儿所，为一些工作时间较特殊的父母而设。

国外还有一种家庭幼儿园较具特色。由于家庭幼儿园地点往往处于居民区内，孩子可以就近入园。家庭幼儿园环境类似自己的家庭环境，幼儿感到亲切，比较容易适应，师生比例小，有的家长在照顾自己孩子的同时可以兼顾照顾别的小孩等。家庭幼儿园在很多国家受到家长的欢迎。如丹麦的家庭幼儿园分布在居民区内，开放时间为早上6点到晚上6点。政府规定一个家庭幼儿园招收的孩子不能超过5名，看护者必须接受相关培训或是保育员和教师，家庭环境必须符合一定安全和卫生标准。

国外除了关注学龄前期儿童，还为学龄儿童提供放学后及假日的照顾服务，解决钥匙儿童问题，如丹麦的校外中心和俱乐部服务，韩国实施的一校一班、放学后教室等。这些举措都在一定程度上解决了婴幼儿照料的问题。

国外儿童照顾与支持的制度安排体现在立法先行上，儿童福利服务按法律规定提供。各国政府通过制定相关法律保证儿童享有政府直接提供的托儿服务，或享受到政府提供经费和购买服务的社区育儿服务，或通过津贴和休假等措施直接或间接帮助父母照顾儿童。相关的法律法规确保儿童服务资金的支持和托育服务的品质，构建了儿童服务的整体架构和儿童照顾与支持的平台。美国政府相继出台了一系列儿童照顾相关法律，这些法律大多从社会服务、父母就业、儿童发展、社区组织等几个方面为儿童提供系统的、规范的、可操作的、适应性强的儿童福利政策。

通过有序协调的行政管理体系满足儿童的教育需求和照顾需求。日本、法国、比利时、意大利、瑞士等国，是根据年龄将学前教育分为两个阶段，3岁以前由健康、社会或福利部门负责，3岁起至义务教育前的学前教育归教育部或文化部负责。两种平行体系的服务对象没有重叠，而且功能有别。后者包括英国、美国、加拿大等，儿童从出生至入学前的照顾和教育，有两种或两种以上的平行体系，一个体系强调照顾的功能，归健康、社会或福利部门管辖；另一体系强调教育的功能，归教育部门管辖。可见，儿童与青少年不同，儿童除了教育以外还有一项很重要的照顾需求，很多国家已经看到这一点，通过有序协调的行政管理体系，使儿童的教育和照顾需求得到满足。

综上所述，国外从事育婴员的职业并不像中国那么紧俏，他们有很多保障机制和服务机构来代替。很少有人专门聘请一位专职的育婴护理员以住家的形式来照料自己的孩子。

二、中国育婴员职业前景

在中国，如今的父母对孩子的关注早已不仅限于吃好穿暖，他们更加希望孩子可以受到最好的教养和照顾。由于职场艰难不能及时照顾好家庭，加上自身缺乏专业育儿的知识和时间，所以育婴员这个职业欣然而起，成为现在炙手可热的家政职业。育婴员职业推出以来，很快就被市场接纳，持有育婴员、育婴师资格证的家政人员，预定经常处于爆满状态，职业市场前景广阔。

育婴员经过专业培训，持证上岗，属于专业的技术人员。在上海地区，她们的月薪早已超过6000元，其社会地位也在逐渐增高，在一定程度上比幼儿教师的地位更高。但对从事本职业人员的素质要求也更高。0～3岁是人体生长发育最快速的时期，对人一生的生长发育，身体素质，智力和人格发展将产生重要影响。3岁前的孩子处于成长的巅峰期，一生中80%～90%的精细动作都要在这3年中奠定基础。这个时期婴幼儿的生理心理、情感性格、行为习惯发展已渐渐萌芽。近些年，越来越多的年轻妈妈步入职场，无暇照顾孩子。爷爷奶奶、外公外婆又是沿用老一辈照料孩子的方法，这些过时的方法已经不能满足当今社会年轻家长们对孩子全面发展的期望。然而孩子的早期教育是不可或缺的，育婴员作为一个新兴职业就在这样的时代背景下应运而生。

育婴员需要掌握0～3岁婴幼儿的生活护理及教育方面的相关知识，运用科学的方法对婴幼儿的饮食、睡眠、动作技能、智力开发、社会行为和人格发展进行教育训练。中国是一个人口基数庞大的国家，每天的婴儿出生数量也是相当可观的。据劳动部门统计，目前中国紧缺育婴师（月嫂）500万人，而经过正规培训持有职业资格证的专业人员仅有15万。目前月嫂月工资起步价6000元，一些金牌育婴师（月嫂）则在7000元以上，高者达到8000元甚至1万元。春节期间，外来务工人员大批返乡，是一年一度的"保姆荒"时节，月嫂更是"一嫂难求"。

我国实施二孩政策后，月嫂、育婴员炙手可热。自二孩政策放开以来，不仅家庭找月嫂难，找育婴员更是难上加难。年轻人生第一个孩子时往往都是家里的长辈帮忙照顾，可生第二个孩子时有些长辈身体也不如以前，不适合熬夜照顾婴儿，或自己照顾新生儿的知识老化，需要月嫂和育婴员帮忙，因此专业月嫂、育婴员的发展空间更大。

随着婴幼儿教育越来越受到社会和家长的重视，育婴员市场前景良好。据悉，普通育婴员月收入为 4000 ～ 5000 元，而对于经验丰富的高级育婴师来说，收入近万元已不是梦。总之，育婴员这个行业是非常有前景的职业，也和个人努力息息相关，很多人不满足于拿到初级的资格证，还会去考中级、高级育婴师。因此，只有与时俱进、不断提升个人技能，才不会被这个热门行业所淘汰。有没有前途，前途好不好，很多时候取决于个人愿意付出多少努力，各位未来优秀的育婴员们加油吧！

家博士答疑

问：作为一名服务人员，面试时我们应体现哪些职业素养？

答：面试时我们要注意个人卫生、礼貌礼仪、行为举止，以及注意跟客户进行良好的沟通。

练习与提高

1. 育婴员日常该如何高情商地与客户相处？
2. 哪些事情是育婴员在客户家里不允许做的呢？

第二章 婴幼儿身心特点

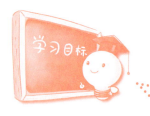

本章应掌握的基本知识要点：

（1）婴幼儿体格生长特点。

（2）婴幼儿心理发展过程和特征。

第一节　婴幼儿生理发育特点

一、儿童生长分期

胎儿期：从受精卵形成到幼儿出生为止，共 40 周。

新生儿期：自胎儿娩出后脐带结扎时开始至出生后 28 天之前。

婴儿期：自出生到 1 周岁。

幼儿期：自满 1 岁至满 3 岁（婴幼儿期：自出生至满 3 岁）。

学龄前期：3 ～ 6 岁。

二、婴幼儿体格生长特点

（一）体重

体重是身体各器官、系统和体液的总重量，是婴幼儿体格生长的特征，是营养状况的重要标志。出生后的前半年是生长发育的第一个高峰，平均每月增加 600 ～ 800 克；后半年每月平均增加 300 ～ 400 克。3 ～ 5 个月时的体重是出生时的 2 倍（约 6 千克），1 周岁时增至 3 倍（约 9 千克）。2 岁时体重为出生时的 4 倍，2 岁以后平均每年增长 2 千克。

（二）身长

身长是指从头顶至足底的全身长度，是反映骨骼发育的重要指标。身长的增长和体重的增长一样，年龄越小增长越快。婴儿期和青春期是两个增长高峰期。在婴儿出生时身长约为 50 厘米，月增长 3 ～ 3.5 厘米，到 4 个月时增长 10 ～ 12 厘米，1 岁时可达 75 厘米左右。2 岁时可达 85 厘米左右。身长包括头部、脊柱、下肢的总和。三部分发育并不相同，头部发育较早，下肢较晚。

（三）头围

头围是指自眉弓上缘经枕骨结节绕头一周的长度，是反映脑和颅骨发育程度的重要指标。在 2 岁时测量最有意义，头围过大见于脑积水、佝偻病，头围过小见于小头畸形。头围在出生时平均约 34 厘米，3 个月时约 40 厘米，6 个月时约 44 厘米；在通常情况下，前半年增加 8 ～ 10 厘米，后半年增加 2 ～ 4 厘米，1 岁时平均为 46 厘米。

（四）胸围

胸围是指沿乳头下缘经肩胛角下缘绕胸一周的长度，是反映胸廓、胸背肌肉、皮下脂肪及肺的发育程度的指标。胸围在出生时平均为 32 厘米，比头围要小 1 ～ 2 厘米；到婴儿 4 个月末时，胸围与头围基本相同，平均为 46 厘米。

（五）前囟

囟门是婴儿头顶颅骨互相连接处还未完全骨化的部分，由额骨、顶骨和枕骨合并而成，有前囟和后囟两个囟门。前囟为额骨和顶骨形成的菱形间隙，俗称"天门盖"，位于头顶部前中央。婴儿出生时，前囟对边直径大小为 1.5 ～ 2.0 厘米。出生头几个月内，前囟会随头围的增大而扩大，一般 6 个月后随着额骨和顶骨逐渐骨化而缩小，到 18 个月左右闭合。后囟为顶骨和枕骨形成的角间隙，位于枕部，一般在婴儿出生后 6 ～ 8 周关闭。在正常情况下，未闭合的囟门外观平坦，稍微内陷。从囟门的紧张度和闭合的早晚，可以推测婴儿的脑发育状况。如果囟门关闭过早而头围又明显小于正常值范围，这说明婴儿可能患有头小畸形；如果囟门晚闭，则多见于佝偻病、呆小病或脑积水。

（六）牙齿

乳牙共计 20 颗，萌芽早晚顺序和个体差异较大。第一颗乳牙萌出的月龄大多数为 6 个月，但 10 ～ 12 个月萌出仍属正常，约 2 岁半时 20 颗乳牙出齐。乳牙萌出顺序大致如图 2-1 所示。

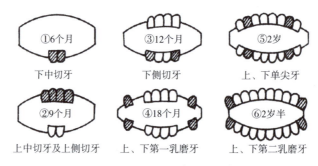

①6个月	③12个月	⑤2岁
下中切牙	下侧切牙	上、下单尖牙
②9个月	④18个月	⑥2岁半
上中切牙及上侧切牙	上、下第一乳磨牙	上、下第二乳磨牙

图 2-1　乳牙萌出顺序

● **服务案例**

我家宝宝是不是长得太慢了？

8 个月璐璐出生时体重 3.3 千克、身长 49 厘米，现在体重 8.5 千克、身长 65 厘米，妈妈觉得孩子太瘦了，也不长个，经常说"我家宝宝是不是长得太慢了？"因为朋友家的宝宝 6 个月时体重已经 10 千克了。所以，妈妈非常担心璐璐的生长发育状况。

家博士点评：

妈妈的担心是没有必要的。璐璐出生时的体重和身长均正常，体重出生后前半年每月平均增加 700 克，后半年每月平均增加 300 克，1 岁时增至出生时的 3 倍。璐璐出生时体重 3.3 千克，现在 8 个月体重 8.5 千克为正常值。身长出生后前半年每月平均增长 2.5 厘米，后半年每月平均增长 1.5 厘米，璐璐现在身长 65 厘米，也是正常值。每个孩子的生长发育都是存在个体差异的，不用与其他孩子相比较，掌握发育的基本规律就可以了。

第二节　婴幼儿心理发育特点

一、感知觉能力的发展

感觉能力和知觉能力是两种不同的能力，但两者又密切相关。感觉是反映当前对客观事物的个别属性的认识过程，如物体的声、色、冷、热、软、硬等。而知觉是反映当前对客观事物整体特性的认识过程，它是在感觉的基础上形成的。任何一个客观事物都包含多方面的属性，单纯靠某一种感觉是不能把握的。

（一）感觉能力的发展

新生儿凭借完好的感觉器官最先发展起各种感觉。最早出现的是皮肤感觉（触觉、痛觉、温度感觉），其后逐步表现出敏锐的嗅觉、味觉、视觉和听觉。

（二）知觉能力的发展

婴儿半岁左右能够坐起来的时候，可以较好地完成手眼协调的活动。在视觉的调节下，手在视野范围内完成操纵、摆弄物品的活动，这是利用知觉能力综合认识物品的特性。一直到 3 岁左右，都是各种知觉能力飞快发展的时期。

二、注意力的发展

注意是对一定对象的有意识、指向性的认知过程，是获取知识和发展智力的起点。注意可分为无意注意和有意注意。无意注意是没有预定目标，不由自主的注意。有意注意则是有预定目标，通过主观意愿来支配的注意。婴儿期以无意注意为主，强烈的刺激如鲜艳的色彩、较大的声音或需要的物品（奶瓶等）都能成为其无意注意的对象。

在整个0～3岁阶段，无意注意占主导地位，而有意注意还处于萌芽状态。婴儿3个月左右时可以比较集中地注意感兴趣的新鲜事物；5～6个月时能够比较稳定地注视某一物体，但持续的时间很短。

1～3岁的幼儿，随着活动能力的发展和活动范围的扩大，接触的事物及感兴趣的东西越来越多，无意注意迅速发展：1岁半时能集中注意5～8分钟；1岁9个月时能集中注意8～10分钟；2岁时能集中注意10～12分钟；2岁半时能集中注意10～20分钟。

3岁前幼儿有意注意刚开始发展，水平较差。随着言语的发展和成人的引导，幼儿开始把注意集中于某些活动目标。例如，幼儿开始注意看少儿电视节目，如果节目不能引起其兴趣，注意力便会转移。

三、记忆力的发展

记忆是将感知、操作、思考和体验过的事物保存在大脑的过程。记忆从时间上可分为瞬时记忆、短时记忆和长时记忆，长时记忆又分再认和重现；从目的上可分为无意记忆和有意记忆；从方式上可分为机械记忆和逻辑记忆。婴幼儿的认知发展遵循无意记忆向有意记忆过渡、机械记忆向逻辑记忆过渡的过程。新生儿有最简单的记忆，如只要抱成吃奶姿势，就会四处寻找奶头。

1岁以前的婴儿记忆能力比较差，5～6个月时可以认识并记住自己的妈妈，但保持的时间很短；在反复出现的情况下，可以逐步认识周围熟悉的事物，保持对事物的记忆。

1 岁以后，幼儿的活动范围不断扩大、认识的事物增多，能够记住的东西越来越多，但此时的记忆无意性很强，主要凭借兴趣认识并记住自己喜欢的事物，记忆过程缺乏明确的目的。

2 岁左右，幼儿可以有意识地回忆以前的事件，不过这种能力还很弱。这种能力的出现和发展与言语能力的发展密切相关。

四、思维的发展

思维是人利用理解、记忆、综合分析能力认识事物的本质、掌握事物发展规律，借助语言实现的一种思想或观念的精神活动，是认识的高级阶段。思维的发展过程分为直觉行动思维、具体形象思维和抽象概念思维。

0 ～ 1 岁是婴儿思维方式的准备时期，凭借手摸、体触、口尝、鼻闻、耳听、眼看，发展起感知觉能力，并在复杂的综合知觉基础上，产生萌芽状态的表象。正是基于这种表象的产生，在语言的参与下，婴儿开始产生萌芽状态的思维现象。

儿童 1 岁以后开始产生思维。1 ～ 3 岁的幼儿主要产生的是人类的低级思维形式，即感知动作思维，又称为直觉行动思维，如拿玩具汽车边推边说"汽车来了"。学龄前儿童的思维方式以具体形象思维为主。儿童 6 岁以后，通过各种形式的智力活动，逐渐学会了综合、分析、分类、比较等抽象思维方法。

五、想象力的发展

想象是一种特殊的思维活动，它是对头脑中原有的形象进行加工和改造，创造新形象的过程。没有想象就没有创新。

新生儿无想象能力，1 岁之前的婴儿虽然可以重现记忆中的某些事物，但还不能算是想象活动。

1 ～ 2 岁的幼儿，由于个体生活经验不足，头脑中已存的表象有限，而表象的联想活动也比较差，再加上言语发展程度较低，所以，只有萌芽状态的想象活动，只能把日常生活中某些简单的行动反映在自己的游戏中。例如，拿一块饼干放到娃娃嘴里，或抱娃娃睡觉等。

3 岁左右的幼儿，随着生活经验的不断积累和语言的发展，可以产生模仿成人社会生活情节的想象活动，进行有简单主题和角色的游戏。例如，戴上一个"围裙""打扮成厨师"给"客人"做饭菜；拿着自己的水杯装扮成"妈妈"给"孩子"喂水等。此时想象内容比较简单，所产生的行为一般是幼儿所看到的成人或其他大孩子某个简单行为的重复，属于再造想象的范围，缺乏创造性。

学龄前期，儿童以无意想象和再造想象为主，特点为想象的主题多变，想象与现实不能分清楚，具有特殊的夸大性，且以想象为满足；学龄期，儿童的想象复杂起来，是有意想象和创造想象。

六、意志的发展

意志是人们自觉地克服困难，实现预定目标的心理过程。新生儿无意志，婴幼儿开始有意行动或抑制自己某些行动时即为意志的萌芽。3 岁左右经常说"不，我来弄""我要"等，就是意志的表现。意志是逐步发展的，婴儿年龄越小，积极的意志（如自觉性、坚持性、自制性）越弱，消极的意志（如依赖性、顽固性、冲动性）越强。随着年龄的增长和学习内容的增多，幼儿逐步学会服从别人，或按自己的目标行事，减少受外界环境的干扰影响。培养儿童的积极意志与儿童发展创造性的思维活动、行为、个性及学习能力密切相关。

七、情绪和情感的发展

情绪是人们从事某种活动时产生的兴奋的心理状态，属原始、简单的感情，较短暂而外显，容易观察，缺乏控制。情感是人的需要是否得到满足时所产生的一种内心体验，属较高级、较复杂的情绪，持续时间长而不甚外显。情感是在情绪的基础上形成和发展的。

婴幼儿生活经历短暂，不足以形成明显的情感。但早期生活中健康和良好的情绪体验对未来形成健康的情感至关重要。新生儿消极情绪多，如对饥饿、不适、寒冷等表现出不安、啼哭；2个月时积极情绪增多，如看到妈妈时非常高兴；6～7个月时产生与双亲的依恋、对陌生人的怯生情绪；8～10个月时产生分离时的焦虑情绪，并越来越强；12～16个月时分离时的焦虑情绪达到高峰。

婴儿与亲人间的这种依恋感情是幼儿社会性发展的最早表现。没有建立良好依恋感情的婴儿，以后多不善于与人相处和不能很好地面对现实。随着年龄增长，幼儿有意识控制自己情绪的能力增强，情绪逐步变得比较稳定；情感日益分化，产生信任感、安全感、荣誉感等。2岁开始，幼儿的情感表现日渐丰富和复杂，如喜、怒和初步的爱、憎等，也会有一些不良的情绪情感反应，如恐惧。学龄前期儿童已能有意识地控制自己情感的外部表现，如故意不哭等。

八、人际交往关系的发展变化

婴幼儿的人际交往关系有一个发生、发展和变化的过程。首先发生的是亲子关系，其次是玩伴关系，最后是逐渐发展起来的群体关系。0～3岁阶段主要发生的是前两种交往关系。

0～1岁阶段主要建立的是亲子关系，即婴儿同父母的交往关系。父母是婴儿最亲近的人，也是接触最多的人。在关怀、照顾的过程中，父母对婴儿的体肤接触、感情展示、行为表现和语言刺激，这些都会对婴儿的成长产生深刻的影响。

1岁以后，随着动作能力和言语能力的发展及活动范围的扩大，幼儿开始表现出强烈追求小玩伴的心愿，于是出现玩伴交往关系。玩伴交往关系对人的发展起着至关重要的作用，它可以与亲子关系共存，但不能由亲子关系来代替。这种关系的缺失，会形成不健康的心理。3岁前进行的玩伴交往活动常是一对一的，但建立群体的玩伴交往关系还有一定程度的困难。

九、自我意识的发展

自我意识是意识的一个方面，包括自我感觉、自我评价、自我监督、自尊心、自信心、自制力、独立性等。它的发展是人的个性特征形成的重要标志之一。

婴幼儿1岁左右，在活动过程中，通过自我感觉逐步认识"生物人"自我。从2岁到满3岁，随着生活范围的扩大，社会经验的积累，语言能力的完善，开始逐步把握"社会人"的自我。

十、语言能力的发展

言语是引导儿童认识世界的基本手段之一。它不是生来就有的，而是后天学会的。0～3岁阶段是言语发展的早期阶段，大体可以分为两个时期：0～1岁为婴儿言语的发生期，包括咿呀学语、开始听懂别人的话和自己说话三个阶段；1～3岁为幼儿言语的初步发展期，包括词汇的发展、句式的掌握和口语表达三个阶段。

十一、动作能力的发展

婴儿期是动作能力发展最迅速的时期。动作发展包括大动作和精细动作发展两个方面。

第一，从整体动作到分化动作。最初的动作常是全身的、笼统的、弥漫性的，以后逐渐形成局部的、准确的、专门化的动作。

第二，从上部动作到下部动作。如果让婴儿俯卧在平台上，首先出现的动作是抬头，其后才逐步发展到俯撑、翻身、坐、爬、站立、行走。

第三，从大肌肉动作到小肌肉动作。首先是头部、躯体、双臂、双腿的动作，以后才是灵巧的手部小肌肉动作和准确的视觉动作等。

十二、意志力的发展

新生儿的行为主要受本能的反射支配，没有意志力，饿了就要吃，困了就立即睡。在 1～12 个月阶段，婴儿开始产生一些不随意运动，进而有随意运动，即学会的运动，如玩弄玩具、摆弄物品、奔向某个目标的爬行甚至走路等。初步的运动能力的掌握和运动的目的性，为婴儿意志力的产生奠定了基础。

1～3 岁的幼儿，随着语言能力的飞速发展，各种典型动作能力的形成以及自我意识的萌芽，幼儿带有目的性的、受言语调节的随意运动越来越多，开始是由成人用言语调节幼儿的行为，诱导幼儿做某些事情、禁止做某些事情，以后是幼儿自己用言语来调节自己的行为，"我要干什么""我不要干什么"。这种具有明显独立性的行为更多地出现在 2～3 岁阶段，幼儿开始在自己言语的调节下有意地行动或抑制某些行为，但时间极短，如坐下等待开饭，等热水稍凉一些再喝等。这时的行动更多地受当前目的物和行为欲望的支配，有很大的冲动性。

服务案例

如何解决孩子为争抢玩具而打架

女主人家来了客人，2 岁的悦悦非常开心，和与她年纪相仿的小伙伴东东一起玩玩具。育婴员小土正帮女主人准备午饭，突然听到哇哇大哭的声音，她赶紧出来一看，悦悦正抢夺东东手里的玩具，并用脚踢东东。小王赶紧把他们分开，并告诉悦悦不可以打人，打人的话妈妈会把悦悦关到小黑屋！悦悦哭得更凶了。

家博士点评：

育婴员小王这种做法是不对的，不可以吓唬悦悦。育婴员小王应该先帮悦悦表达感受："悦悦最喜欢的玩具被东东拿走了，悦悦不开心了对吗？"了解背后的原因后，她可以告诉悦悦："悦悦可以和东东商量给东东其他的玩具玩，但是不能发脾气踢东东，东东会很痛的，别人如果用脚踢悦悦，悦悦是不是也很痛。所以悦悦要跟东东道歉哦！下次不可以再发生这样的事情了可以吗？悦悦一定可以做到的。"

家博士答疑

问：宝宝出牙时口水流得特别多，为什么？怎么护理？

答：4～6个月宝宝开始长牙时，牙龈会轻度肿胀，刺激牙龈神经，导致唾液分泌过多，而此时宝宝的吞咽功能还不完善，口腔容量尚小，分泌的唾液来不及咽下就会流向嘴外。

护理技巧：

（1）一般在出生6个月后，宝宝的下牙床会开始长出2颗乳牙。在此之前，是萌芽期。

（2）快出牙时，因牙齿突破牙龈时伴有少许炎症发生，牙龈就会发痒。

（3）当发现宝宝经常流口水，还把手指或手里拿着的东西都放入嘴中吸吮时，就要怀疑宝宝是不是要出牙了。

（4）也可以让宝宝张开嘴，看看是否出牙。如果宝宝开始出牙，可以在牙龈上摸到一个硬硬的小突起。

（5）有的宝宝在出牙期脾气还会变得暴躁，不易安抚，甚至食欲不佳。这时妈妈要多呵护宝宝，可以用干净的手帮助按摩牙龈，缓和宝宝的情绪。

（6）流口水时不能用干毛巾擦，应用温热、柔软、干净的纱布手绢沾干口水。

练习与提高

1. 在日常生活中照料婴幼儿时，我们应重点关注婴幼儿哪些方面的发育情况？

2. 宝宝出牙晚是否是缺钙导致的？我们需要做哪些方面的改变？

第三章 生活照料

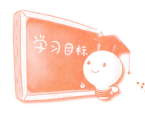

本章应掌握的基本知识要点：

（1）婴幼儿母乳喂养的要点、姿势和含接方式。

（2）冲泡和配置奶粉的方法。

（3）婴幼儿辅食的添加原则。

（4）婴幼儿起居照料的方法。

（5）解决婴幼儿睡眠困境的方法。

（6）婴幼儿大小便后的照料步骤。

（7）婴幼儿"三浴"的锻炼。

第一节　婴幼儿科学喂养

婴幼儿时期的营养对人一生的身体形态、智力发育、免疫能力以及身体素质都起着决定性的作用，因此，婴幼儿的科学喂养就显得尤为重要。同时，"母乳喂养对宝宝好"的观念已深入人心，那么要怎样指导产妇对宝宝进行正确的喂养？母乳喂养时有哪些注意事项？宝宝多大时需要添加辅食？要怎样添加辅食？本节内容讲述婴幼儿科学喂养的相关内容，解决以上这些问题。

一、喂养方式

（一）母乳喂养

母乳是婴幼儿最理想的天然食品，其含有婴幼儿生长发育所必需的各种营养成分。母乳充足时，能满足出生后 6 个月内婴儿生长发育的营养需要，能够增强婴幼儿的抗病能力，且易被消化和吸收。

1. 母乳喂养的好处

一些产妇为了早日恢复身材，不给新生儿进行母乳喂养，育婴员有必要告诉产妇及其家人母乳喂养的好处。

（1）母乳营养丰富，有利于新生儿健康成长。

（2）母乳中的初乳是最富有营养的物质。初乳能够增强新生儿机体的免疫作用，提高新生儿免疫力，减少新生儿生病的次数。

（3）母乳中含有大脑发育的必需的氨基酸、不饱和脂肪酸和牛磺酸等，有利于新生儿的智力发育。

（4）母乳营养均衡、营养素配比最佳，有利于新生儿消化吸收，可降低新生儿过敏现象。

（5）母乳喂养有利于促进产妇子宫恢复，减少产后出血的发生，有利于产妇形体恢复。

（6）母乳喂养可以避免产妇乳房肿胀，新生儿的有效吸吮可降低哺乳期急性乳腺炎的发生率。

（7）母乳喂养可以推迟再受孕的时间，起到避孕的作用。

（8）母乳喂养可以促进母子感情的培养，使产妇得到心理上的满足，有利于产后恢复。

（9）母乳喂养卫生方便、经济实惠。

（10）在母乳喂养过程中，通过拥抱、抚摸、微笑和语言等与婴儿交流，能够促进婴儿感觉器官的发育，进而有利于婴儿的智力发育。

2. 母乳喂养的要点

（1）做到"三早"，即早接触、早吸吮、早开奶。正常分娩的产妇于产后 0.5～1 小时内可尝试喂哺新生儿，虽然此时产妇的初乳很少，但新生儿有力的吸吮是促使泌乳的最好方法，也能促进母婴的相互适应。

（2）按需哺乳。母婴同室，按照婴儿的需要和妈妈的乳汁分泌情况给予哺乳，以婴儿吃饱为度。新生儿只要饥饿时就可喂乳，一般每日哺喂 10～12 次。随着新生儿的生长发育，其睡眠时间逐渐延长，自然进食规律出现，随着月龄的增长，两次哺乳间隔时间可逐渐延长。

3. 正确的哺乳姿势

（1）摇篮式。

① 妈妈坐在椅子上或半躺在床上，背后靠一个松软的靠垫，手肘下和怀中都垫一个可以作为支撑的哺乳枕，可以垫高腿部屈起膝盖。

② 把宝宝搂进怀里，将宝宝的头放在妈妈的手肘中。

③ 手臂环绕着宝宝，托好宝宝的屁股。

④ 让宝宝整个身子都依靠在妈妈的怀里，高度和妈妈的乳房平齐。

⑤ 摇篮式喂奶适合顺产的足月婴儿。

（2）交叉式。

① 如果宝宝是头左躺在妈妈的怀中，就用右手托着宝宝的头部，反之亦然。

② 手臂支撑着宝宝的背部，手掌托着宝宝的头部。

这样的姿势比较适合早产儿。

（3）橄榄球式。

① 将宝宝放在妈妈身体一侧。

② 妈妈用同侧前臂支撑宝宝的头，手要扶住宝宝的颈部和头部。

③ 另一只手托着乳房，容易观察宝宝是否已经叼牢乳头。

这种抱法适合妈妈乳房较大或乳头内陷、扁平者。同时也适合双胞胎宝宝。

（4）侧卧式。

① 妈妈在床上侧卧，与宝宝面对面。

哺乳姿势视频

② 将自己的头枕在臂弯上，使宝宝的嘴和自己的乳头保持水平方向。

③ 用另一只胳膊的前臂支撑住宝宝的后背，手托着宝宝的头部。

这种抱法适合经历过剖腹产手术的妈妈，可以避免宝宝压迫伤口。

育婴小贴士

妈妈在喂奶时应注意以下几点：

（1）哺喂新生儿时可用"剪刀手"控制奶的流速以免发生呛奶。（2）注意哺乳时婴幼儿含接乳头的姿势，切记只含接乳头，避免造成婴幼儿窒息或乳头皲裂。（3）婴幼儿吸吮乳头时间不宜过长（一侧应在15～20分钟），不应口含乳头睡觉。（4）母乳喂养按需喂养，不限时不定量。（5）哺乳时如果乳汁过多，一定要用吸奶器将剩余的乳汁吸出来。

4. 正确的含接姿势

（1）让宝宝的鼻子朝向乳头，宝宝的下颚应触碰到乳晕的下方。

（2）用乳头或乳晕下方刺激宝宝的嘴唇以刺激寻找反射，等待宝宝张大嘴巴后将乳头靠近宝宝。

（3）靠近宝宝下颚的乳晕部分首先进入宝宝的口腔，确认宝宝是否稳固地含接住乳头。宝宝的嘴唇应包住乳头和大部分乳晕，下巴紧贴乳房。

（4）退奶时，用一只手按压宝宝下颌退出乳头，再挤出一滴奶涂在乳头周围并晾干，这样能使乳汁在乳头形成一层保护膜，预防乳头皲裂的发生。

5. 母乳喂养的技术指导

准备：

（1）准备专用擦洗乳房的毛巾、盆、哺乳衫，坐垫、靠垫、小凳子（脚踩用）、哺乳枕。

（2）在母乳喂养之前，应先给婴儿更换上干净的纸尿裤（尿布），以免在哺乳时或哺乳后给婴儿更换纸尿裤（尿布）时翻动婴儿而造成溢奶。

（3）育婴员需要洗干净自己的双手，然后再用温热的毛巾擦洗干净妈妈的乳头及乳晕，保持乳房清洁。

（4）用温热的毛巾擦洗干净妈妈的双手。

操作步骤：

（1）妈妈哺乳体位。妈妈坐在靠背椅上，背部紧靠椅背，两腿自然下垂到地面。哺乳侧脚可踩在小凳子上，哺乳侧怀抱婴儿的胳膊下垫一个专用喂奶枕或家用软枕。这样的体位可使妈妈哺乳方便且舒适。

（2）托抱婴儿方法及指导。妈妈用前臂、手掌和手指托住婴儿，使婴儿头部与身体保持在同一条直线上。婴儿身体转向并贴近妈妈，面向乳房，婴儿的鼻尖对准妈妈的乳头，同时指导妈妈另一只手呈"C"字形托起乳房，或采用食指与中指成剪刀状夹住乳房（妈妈的奶水流速过快、喷流过急时采用）。

（3）正确含接乳头的方法。哺乳时用乳头刺激婴儿口唇，待婴儿张大嘴时迅速将全部乳头及大部分乳晕送进婴儿口中。婴儿下嘴唇含接的乳晕要比上嘴唇含接的乳晕部分多一些，一定要让婴儿把乳头和乳晕一起含上。

（4）哺乳后退出乳头。每侧乳房哺乳时间为 15～20 分钟。退乳头时应先用一只手轻轻按压婴儿下颚，婴儿口中进入空气，自然而然就可以退出乳头。或者用一只手轻轻按压宝宝含接乳房的上空，也可以退出乳头。

（5）乳房护理。哺乳完之后，挤一点乳汁涂抹在乳头上或涂抹上乳头保护膏，这样可以在乳头上形成保护膜，预防乳头皲裂的发生。

（6）哺乳后，提醒妈妈及时补充水分（喝汤水、温开水）。

6. 母乳喂养的注意事项

（1）产妇在孕期就要做好具体准备，如孕晚期每日用温开水擦洗乳头，向外轻拉几次，使乳头皮肤坚实，防止乳头内陷，便于新生儿吸吮。

（2）产妇应注意营养、睡眠充足、心情愉快、生活有规律、不随便服药，每日应比平时增加水分 1～1.5 升。

（3）产妇的乳头应经常保持清洁，防止乳头、乳房疾病的发生。

（4）母乳量不足时，须找出原因加以纠正，如哺乳前乳房不胀、哺乳时新生儿咽声少、哺乳后睡眠短而不安、新生儿体重不增或增加缓慢等。

（5）不应让新生儿口含乳头睡觉，不仅不卫生，且易引起窒息、呕吐，同时还会影响新生儿牙床的发育。

（6）因为各种原因须暂停哺乳时，为避免乳量减少，应定时将乳汁挤出，存放在冰箱，并标识好具体时间。

（7）纯母乳喂养的新生儿一般不需要补充水分，出现黄疸、口干、眼鼻有分泌物增多现象、小便黄时可适当补充水分。

（二）人工喂养

人工喂养是指婴幼儿在不能用母乳喂养的情况下用其他奶粉冲剂代替母乳来喂养宝宝。

1. 人工喂养的原因

妈妈不能母乳喂养的原因常有泌乳不足、回归工作等，部分是因为妈妈患有急性传染病、梅毒、艾滋病等疾病或婴儿自身患有疾病。

2. 人工喂养的优点

（1）与亲人亲密接触。喂养婴幼儿不再是妈妈一个人的事情，可与其他亲人来分担，增加与婴幼儿的亲密接触，同时可以让妈妈有更好的休息。

（2）灵活、方便。人工喂养时，无论是妈妈或是其他人，在任何时间、任何地点都可以给婴幼儿喂奶。

（3）清楚掌握喂奶的量。采用人工喂养，对每次宝宝吃了多少毫升的奶一清二楚。

3. 人工喂养的缺点

（1）奶具易污染。奶具消毒不严格易引起小儿肠道感染，造成胃部不适或腹泻。

（2）营养素不全面、不均衡。母乳中有些特别的营养，奶粉中没有。牛乳奶粉中钙、磷含量过高，过多摄入易加重肾排泄负荷；如若比例不当，影响钙的吸收和利用，增加宝宝患佝偻病的概率。

（3）牛乳奶粉缺乏多种免疫物质。宝宝不能获得母乳中的免疫成分，肠道、呼吸道等感染性疾病发病率增高。

（4）过敏。喂牛乳奶粉易发生过敏。牛奶中的 B 乳清蛋白有致敏的危险，喝牛奶喂养的宝宝容易发生过敏，如哮喘、湿疹等。

（5）消化不良。牛奶中含酪蛋白多，乳凝块大，难被宝宝消化，易产生便秘。

（6）费用较高。需要购买很多器具和奶粉，没有母乳喂养经济。

4. 如何选择奶粉

（1）选择适合宝宝年龄段的奶粉。一般情况下 0～6 个月宝宝吃 1 段奶粉，6～12 个月宝宝吃 2 段奶粉，12～36 个月宝宝吃 3 段奶粉。

（2）奶粉适合宝宝的就是最好的，不宜频繁更换奶粉品牌。在更换奶粉品牌的过程中，有的奶粉宝宝吃了不适应反而容易出现各种不良反应，如湿疹、腹泻、呕吐等，影响宝宝的生长发育。

（3）新生儿由于身体各系统还没有发育完善，消化功能较差，因此选择的配方奶粉中的成分与母乳越接近，宝宝越容易消化吸收，喂养效果越好。

（4）注意观察奶粉的生产日期和保质期，选择最近生产的奶粉。

（5）选择正规厂家出厂的奶粉。

1 岁以内的宝宝，不要经常更换奶粉品牌，主要是宝宝肠胃适应性差，经常更换奶粉品牌容易造成腹泻。新品牌的奶粉应从少量开始，逐渐增加。

5.冲泡奶粉

冲泡奶粉操作步骤如下。

第一步：洗手。

冲奶前将双手洗净，确保卫生。

第二步：检查奶粉。

奶粉要适合婴幼儿的年龄。此外，还要仔细查看有效期，认真阅读冲泡方法及奶粉喂补建议量表。

第三步：准备奶具，开始冲泡。

按需用量往消过毒的奶瓶里倒入温开水（煮沸过的热开水冷却至40℃～50℃，具体详见奶粉产品说明书。家有温奶器或恒温壶的可加入适合冲奶的温开水即可）。不要用滚烫开水冲泡奶粉，以免结成凝块，引起婴儿消化不良。

第四步：兑奶粉。

用奶粉专用的计量勺取适量奶粉，深挖刮平，放入奶瓶中。

第五步：摇匀奶粉。

顺时针或左右摇匀，直到奶粉完全溶解，保证奶粉无挂壁、无颗粒即可。

（1）对于大部分配方奶粉，冲泡时奶粉和水的比例为1:1，如30毫升奶粉配比30毫升的水。谨遵配方奶粉说明书进行配比。

（2）人工喂养时要避免配方奶温度过高，烫伤婴幼儿，或因奶嘴滴速过快导致婴幼儿发生呛奶。

（3）要严格按照配方奶粉说明书进行冲调奶粉，品牌不一样，冲调奶粉的水温略有差异。

（4）育婴员要注意操作台物品应摆放整齐，使用过的器具放回原位。

6. 奶瓶喂奶

（1）喂奶前的准备工作。

给宝宝换好尿布，并包裹舒适。洗净双手，按照上面所述的方法正确配制和冲泡奶粉。

（2）喂奶的正确姿势。

选择舒适坐姿坐稳，一只手把婴儿抱在怀中，让婴儿头肩部靠在育婴员的肘弯里，育婴员的手臂托住婴儿的上身，使婴儿整个身体呈45°倾斜。另一只手拿奶瓶，用奶嘴轻触婴儿口唇，婴儿即会张嘴含住吮吸。注意观察婴儿的吮吸速度。

（3）喂奶的注意事项。

① 婴儿开始吮吸后要注意奶瓶的倾斜角度要适当，应使奶液充满整个奶嘴，避免婴儿吸入过多空气。

② 如果奶嘴被婴儿吸瘪，可以慢慢将奶嘴拿出来，让空气进入奶瓶，奶嘴即可恢复原样。也可以把奶嘴罩拧开，放进空气后再拧紧。

③ 注意婴儿吸吮的情况，如果吞咽过急，可能是奶嘴孔过大；如果吸了半天奶量也未见减少，就可能是奶嘴孔过小，婴儿吸奶很费力。应根据实际情况调整奶嘴孔的大小。

④ 不要把尚不会坐的婴儿放在床上，让他独自躺着用奶瓶喝奶而大人长时间离

人工喂养的操作步骤视频

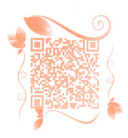
拍嗝方法视频

开，这样非常危险，婴儿可能会呛奶，甚至引起窒息。

⑤ 给婴儿喂完奶后，用温水打湿小毛巾给婴儿清洁口、面部；不能马上让婴儿躺下，应先把婴儿抱起，进行拍嗝排出胃里的空气，以免吐奶。

7. 人工喂养的注意事项

（1）选择质量好的代乳食品。

（2）奶量按婴儿体重计算。

（3）要注意奶粉的浓度，不能过浓或过稀。

（4）每次喂奶前先试奶温。

（5）喂奶时，奶瓶斜度应使奶水始终充满奶头，以免婴儿将空气吸入。

（6）重视奶具消毒。

（7）4 个月以内的婴儿不宜以米糊为主食，以免导致营养不良。

（8）适量补充水。

（9）应提早添加辅助食品。

（10）注意：不能强迫宝宝每次一定喝完奶瓶的奶。

8. 奶嘴的使用注意事项

随着宝宝月龄的增长，奶瓶奶嘴的型号也要随之变化，以保证宝宝吃奶过程顺畅。

奶嘴的型号有以下几种。

S，适合 0 ～ 3 个月宝宝。

M，适合 3 ～ 6 个月宝宝。

L，适合 6 ～ 12 个月宝宝。

XL，适合 12 个月以上宝宝。

应根据婴幼儿的个体差异而定奶嘴型号，比如宝宝吃得着急，喝着费劲，就可以换大号，没有硬性规定，视情况而定，以不呛奶为好。

（三）混合喂养

混合喂养是指在母乳分泌量不足的情况下或因其他原因等不能按时喂奶，用其他乳品或代乳品来补充喂养婴儿的喂养方法。一般来说，在喂养宝宝时应先喂母乳，母乳不足的情况下再添加配方奶粉。

1. 混合喂养的方法

混合喂养的方法有两种，可根据具体情况来选用，其中以补授法效果为最佳。但无论使用哪种方法，每天让宝宝定时吸吮母乳是必不可少的，同时要注意补授或代授的奶量或食物量要充足，必须能够满足宝宝每日所需。

（1）补授法：是在产妇每次喂奶时，先让宝宝吃母乳，等宝宝吸吮完两侧乳房后，如果不够，再添加配方奶粉的喂养方法。如果下次母乳量够了，就不必添加了。

补授法混合喂养的优点是保证了对乳房足够的刺激，最终重新回归纯母乳喂养。建议4个月以下的宝宝采用补授法。

（2）代授法：是一次喂母乳，一次喂奶粉或代乳品，轮换间隔喂食的喂养方法。此法适合于6个月以后的婴儿。

这种喂养方法容易使母乳减少，逐渐地用奶粉、代乳品、稀饭、烂面条代授，可培养婴幼儿的咀嚼习惯，为以后断奶做好准备。

2. 混合喂养的注意事项

（1）奶具要勤消毒，奶及代奶品要保证卫生，防止变质。

（2）奶的温度要合适，以奶瓶贴在脸上或将奶滴在手上不烫、不凉为宜。

（3）喂奶量及奶和水的比例都要适当。

（4）婴儿6月龄后补喂或喂养牛奶及其他代乳品的同时，应加添辅食，如肉末菜汤、蛋羹、鲜橘子汁等。

（5）牛乳中蛋白质和矿物盐比母乳高几倍，在牛乳喂养婴儿期间必须记得每天奶间给婴儿喂水，才能保证婴儿的正常发育。

3. 母乳的存放

（1）5℃以下冷藏——只能存放 24 小时。

（2）冷冻——可以存放 6 个月（冷冻后退冰的母乳，不能再冷冻，只能放冷藏室 24 小时）。

（3）母乳未吃完，注意用吸奶器吸出，切记冷冻前标上日期及奶量。

（4）冷藏的母乳加温后，宝宝未吃完，尽量不要再加温，最好丢弃。

（5）冷冻的母乳可自然化冻或提前放在冷藏室里慢慢化冻。化冻后的母乳放在温奶器里进行加热，或者用 50℃～ 60℃的水隔水温热。母乳不能放在火上加热，容易破坏其营养成分。

（6）温奶器的使用。

如果母乳放在温奶器中加热的话，最好是在 1 小时内喝完，毕竟是加热，温度较高，容易变质而滋长细菌。

二、辅食

（一）辅食添加

辅食是指从液体食物向固体食物转化过程中所添加的食物。

1. 添加辅食的原因

宝宝从 4 个月开始就可添加辅食，因此时已经分泌一定量的唾液淀粉酶，可以消化吸收淀粉。辅食添加最迟不能晚于 6 个月，因为这一阶段是锻炼婴儿咀嚼和吞咽功能的最佳时期，是辅食添加的黄金期。

2. 添加辅食的重要性

（1）补充母乳中的营养不足。宝宝满 6 月龄后，单一的母乳喂养已不能完全满足其对营养的需求，需要在坚持母乳喂养的基础上，通过添加辅食补充足够的能量、蛋白质，以及铁、锌、维生素 A 和 B 族维生素等多种关键营养素，特别需要补充铁。如果不及时添加辅食，让宝宝从其他食物中获取足够的铁，则可能导致缺铁性贫血。所以，通常都会建议及时给宝宝添加辅食，第一口辅食建议是富含铁的谷类米粉。除了铁之外，辅食还能提供更多元、均衡的营养，包括蛋白质、热量、维生素、微量元素等，满足宝宝的营养需求。

（2）锻炼咀嚼与吞咽能力。6～12个月正是发展咀嚼与吞咽能力的关键期。对于宝宝来说，咀嚼与吞咽能力是需要学习的，如果没有练习，到了1岁以后，就很可能会拒绝尝试，即使宝宝肯吃，有时也会马上吐掉，造成喂食上的困难。所以在宝宝满7月龄后，应逐渐加入不同种类、不同口味、不同形状的辅食，让宝宝从小适应多种口味，避免日后出现挑食、偏食的现象，同时锻炼咀嚼与吞咽能力。

（3）锻炼肠胃消化能力。宝宝4～6个月大时，开始分泌唾液淀粉酶，尽管含量不高，但代表着宝宝的消化及吸收功能正在逐渐发育，这时练习吃辅食，可以帮助锻炼肠胃消化能力。

（4）促进生长发育。宝宝满6月龄时，口腔的运动功能，味觉、嗅觉、触觉等感知觉，以及心理、认知和行为能力基本上已经准备好接受新的食物。此时开始添加辅食，不仅能满足宝宝的营养需求，也能满足其心理需求，并促进其感知觉、心理及认知和行为能力的发展。

（5）为断奶做准备。从6个月之后，宝宝开始逐渐添加辅食，最开始宝宝的食物还是以母乳为主，但随着宝宝月龄的增长，主食逐渐由母乳向辅食靠近，最后由辅食完全代替母乳。

（6）锻炼舌头的运动能力。宝宝在咀嚼食物时，除了会用到牙齿咀嚼外，还会用到舌头进行搅拌、推送，因此可以锻炼宝宝舌头的运动能力，对宝宝以后说话发音也有所影响。

（7）有利于宝宝味觉的建立。给宝宝添加食物时，并不是单一口味的食物，而是不同种类、不同味道的食物，有利于刺激宝宝对味觉的建立。

3. 辅食添加时间

辅食添加时间为 4～6 个月。纯母乳喂养至少应该进行 6 个月，6 个月之后才开始给宝宝添加辅食；人工喂养的宝宝可以 4 个月添加；混合喂养的宝宝可以 5 个月添加。但具体到每个宝宝，何时添加辅食应视宝宝的健康及生长状况决定，辅食添加的时间应按宝宝生长需要而非完全由月龄决定。

4. 添加辅食的正确时机

母乳是宝宝最好的营养，它可以满足 4 个月前宝宝的生长发育需要，不需要给宝宝添加辅食。但 4 个月后，母乳已无法满足宝宝的生长发育需求，并且母乳中铁的含量越来越少，需要从辅食中得到补充。

有些妈妈因为担心自己母乳不足，怕影响到宝宝的发育，希望给宝宝更加充足的营养，因此过早地给宝宝添加辅食，但这样做往往会适得其反。过早地吃米粉等辅食，会导致宝宝蛋白质摄入不足，影响体格生长和脑发育。

如果妈妈因为某些原因无法继续纯母乳喂养，与此同时宝宝也出现了添加辅食的生理信号，比如挺舌反应消失、能自主挺直脖子、对食物感兴趣等，这时也可以开始添加辅食。但最早不能早于 4 个月，最晚不能晚于 6 个月。

育婴小贴士

大月龄宝宝可以吃小月龄宝宝的米糊，小月龄宝宝不要吃超月龄的米糊。米糊段数低于孩子月龄别马上把米糊丢弃，可以坚持吃完。

5. 添加辅食的信号

（1）体重：宝宝体重需要达到出生时的 2 倍，即至少达到 6 千克。

（2）发育：宝宝能控制头部和上半身，能够扶着或靠着坐，胸能挺起来，头能竖起来，还可以通过转头、前倾、后仰等来表示想吃或不想吃，这样就不会发生强迫喂食的情况。

（3）吃不饱：比如宝宝在晚上原来能一觉睡到天亮，现在却经常半夜哭闹，或者睡眠时间越来越短，每天母乳喂养次数增加到 8 ～ 10 次或喂配方奶粉 1000 毫升，但宝宝仍处于饥饿状态，一会儿就哭，一会儿就想吃。当宝宝在 6 个月前后出现生长加速期时，是开始添加辅食的最佳时机。

（4）行为：如别人在宝宝旁边吃饭时，宝宝会感兴趣，可能还会来抓勺子、抢筷子，说明宝宝对吃饭有了兴趣。

（5）"挺舌"反射现象消失：很多父母都发现刚给宝宝喂辅食时，宝宝常常把刚喂进嘴里的东西吐出来，父母就认为是宝宝不爱吃。其实，宝宝这种伸舌头的表现是一种本能的自我保护，称为"挺舌反射"，说明喂辅食还不到时候。挺舌反射一般到 4 个月前后才会消失。如果在消失之前坚持喂辅食，一味地硬塞、硬喂，不仅父母很有挫折感，宝宝也觉得不愉快，不利于良好饮食习惯的培养。

（6）吃东西：如果将食物喂进宝宝嘴里时，宝宝尝试着舔进嘴里并咽下，说明宝宝对吃东西有兴趣，这时就可以放心地给宝宝添加辅食了。如果宝宝将食物吐出，说明宝宝不想吃，此时不要勉强宝宝，隔几天再尝试喂食。

6. 添加辅食的原则

（1）原则一：由少到多。

添加辅食最初可少喂些，等宝宝接受了之后再逐渐增加，不能一下就给宝宝喂很多的辅食。例如添加蛋黄：开始添加时应从 1/4 加起，逐渐加到 1/2，历时 1 ～ 2 周可以加到 1 个。

（2）原则二：由细到粗。

以蔬菜为例：添加顺序为菜汁—菜泥—碎菜—较短的青菜段—可供

成人吃的菜泥。

（3）原则三：由一种到多种。

添加辅食时，每次只能加一种，添加 3～7 天之后，如果宝宝没有不良反应，精神、食欲、二便均正常，可再添加第二种，以此类推，使宝宝对不同种类、不同味道的食物有一个循序渐进的接受过程，等宝宝都接受之后，可以添加多种食物。

（4）原则四：由稀到稠。

以添加谷类的大米为例：添加顺序为米汤—米粉—烂米粥—米粥—软饭—成人吃的米饭。

7. 辅食添加的形态

见表 3–1。

表 3–1　不同月龄的婴幼儿辅食添加形态

月龄	食物质地
4～6 个月	泥糊状
7～9 个月	精细食物（碎末）
10～12 个月	小碎块食物
13～24 个月	大碎块食物
25 个月以后	固体食物（常规食物）

8. 辅食添加的种类

（1）适合 4～6 个月宝宝吃的辅食：如蛋黄、含铁米粉、米糊、南瓜泥、土豆泥、胡萝卜泥、果泥（每天只能吃一种泥）。

（2）适合 7～9 个月宝宝吃的辅食：如鱼泥、肝泥、虾泥，也可喂蒸鸡蛋、软烂的面片、菜末。

（3）适合 10～12 个月宝宝吃的辅食：如稠粥、软饭、挂面、馒头、面包、碎肉（猪肉、牛肉）、碎菜、虾、鱼、豆制品等。

9. 辅食食盐添加原则

（1）6个月内的宝宝，辅食没有必要添加食盐。食物中的钠已满足宝宝的需要。

（2）1岁内的宝宝味觉习惯和脾、胃、肾正处于发育中，对调味品的刺激都比较敏感，加调味品容易造成宝宝挑食或厌食，还容易损伤脾、胃、肾。所以1岁内宝宝的食物不用添加食盐，同时应少糖、少油。

（3）有研究表明，在1岁前给宝宝额外添加食盐，会导致钙质的吸收变差，不利于宝宝的健康成长。

10. 辅食制作时食用油的使用

在烹调蔬菜时，放入少量的油有利于蔬菜中脂溶性维生素的溶解和吸收，可酌情、适量添加。一般6～12个月的宝宝每天可摄入5～10克植物油，1～3岁可摄入20～25克。

（二）不同月龄宝宝的喂养特点

1. 6月龄宝宝喂养要点

6个月开始，宝宝终于可以开始尝尝母乳和配方奶以外的味道啦！

需要注意的是，这个时期宝宝体内存储的铁基本已经消耗完了，母乳和配方奶中的铁元素已经不能满足宝宝的生长需求，所以宝宝的第一口辅食要从强化铁的婴儿米粉开始。

在给宝宝添加辅食时，一定要尊重宝宝的选择，如果宝宝在吃的时候表现出反抗情绪，千万不要勉强，以免给以后的喂养带来困难。

（1）奶量：保持每天600～800毫升。

（2）辅食喂养次数：每天2～3次。

（3）食物性状：稀滑的泥、糊。

（4）可添加食材：强化铁的婴儿米粉、菜泥、果泥、蛋黄泥、土豆泥、胡萝卜泥、南瓜泥。

（5）辅食添加原则。

※　坚持母乳（配方奶）喂养。

※　辅食添加顺序：谷物—蔬菜—水果—肉类。

※　辅食中富含铁元素。

※　以尝试为主，先少量添加。

※　给宝宝添加一些富含维生素 C 的新鲜蔬菜和水果，有助于促进铁的吸收。

※　辅食搭配：保证食物的多样化。

※　不能同时添加两种新的食材，以免宝宝混淆。

※　尝试新的食物时，连续喂养 3 天，观察是否有食物过敏现象。

※　坚持无盐、无糖，保持口味清淡。

※　不能吃：牛奶、蜂蜜。

2.7 月龄宝宝喂养要点

7 月龄的宝宝主要延续 6 月龄宝宝的辅食添加方式。如果是从 7 月份才开始给宝宝添加辅食，一定要遵循宝宝初期辅食添加的原则，不能直接套用 7 月龄的添加方式。

这时候宝宝的牙齿已经有萌出的迹象，特别喜欢咬东西，可以给宝宝准备一些磨牙棒或牙胶来缓解宝宝出牙的不适感。

这一阶段宝宝白天的睡眠次数开始减少，可以适当地给宝宝增加一些户外活动。宝宝开始变得更加活泼好动，要注意宝宝的营养需求应该跟上。

（1）奶量：保持每天 600 ~ 800 毫升。

（2）辅食喂养次数：每天 2 ~ 3 次。

（3）食物性状：稠糊和泥蓉状。

（4）可添加食材：强化铁的婴儿米粉、菜泥、果泥、1/4 蛋黄、肉泥（建议从白肉开始）、鱼泥、肝泥。

（5）辅食添加原则。

※ 减少喂母乳或配方奶的次数，增加辅食喂养次数。

※ 辅食中富含铁元素。

※ 开始添加蛋黄。

※ 尊重宝宝的饮食个性。

※ 辅食种类：保证辅食的多样化。

※ 辅食搭配：谷物、蔬菜、水果、肉鱼蛋豆类。

※ 添加手指食物：水果条、蒸好的胡萝卜块、煮熟的蔬菜条等（形状更细、更小）。

※ 遵循辅食添加原则，密切关注是否有食物过敏现象。

※ 注意宝宝餐具的清洁与消毒。

※ 坚持无盐、无糖、少油，保持口味清淡。

※ 不能吃：牛奶、蜂蜜，含添加剂、人工防腐剂的食物。

3. 8 月龄宝宝喂养要点

8 个月是锻炼宝宝咀嚼能力的黄金时期，从 8 月龄开始，就可以给宝宝尝试添加一些软烂的碎粒状食物，如在宝宝的面条或粥里放一些菜末 / 鱼肉碎末等，培养宝宝的咀嚼习惯。

当宝宝能够逐渐接受各种食物的味道之后，可以每餐变换一些花样，选择两三种食物混合搭配喂给宝宝吃，尽可能让宝宝接触到多种多样的食物，这有利于宝宝养成不挑食、不偏食的好习惯。

宝宝此时正处于长牙期，要注意给宝宝添加富含钙和维生素 D 的食物，帮助牙齿更好地生长。宝宝出牙时可能会出现流口水、烦躁不安、喜欢乱咬东西等情况，需要我们多多注意。

（1）奶量：保持每天 600 ～ 800 毫升。

（2）辅食喂养次数：2 次正餐 +1 次点心。

（3）食物性状：泥糊状或软烂的碎末状。

（4）可添加食材：1/2 蛋黄、米粉、烂面条、粥、蔬菜、水果、肉类、鱼类。

（5）辅食添加原则。

※ 辅食种类：每餐包括 2 种优质蛋白和 3～5 种蔬菜，搭配谷物类主食。

※ 辅食搭配：蔬菜和水果不能相互代替。

※ 添加手指食物：松饼、馒头、南瓜、西兰花。

※ 遵循辅食添加原则，密切关注是否有食物过敏现象。

※ 坚持无盐、无糖、少油，保持口味清淡。

※ 不能吃：牛奶、蜂蜜。

※ 用鸭嘴杯喝水。

※ 尊重宝宝的饮食个性。

4.9 月龄宝宝喂养要点

9 个月的宝宝需要继续锻炼咀嚼能力和手眼协调能力。这一阶段宝宝也特别喜欢模仿父母的动作，要抓住时机，和宝宝一起用餐时，以身作则，教宝宝自己动手用餐具，培养餐桌礼仪。这一阶段是锻炼宝宝自主进食的好时机。

要特别注意的是，随着宝宝饮食种类的增加，保证饮食的安全就显得尤为重要。要注意剔除食物中细小的刺或骨头，避免宝宝卡喉发生意外，并耐心地告诉宝宝吃饭时不能做哪些事情，让宝宝从小懂得危险的存在。

（1）奶量：保持每天 600～800 毫升。

（2）辅食喂养次数：3 次正餐 +1～2 次点心。

（3）食物性状：软烂的颗粒状（切得尽量细一点）。

（4）可添加食材：全蛋黄、米粉、面条、粥、烩饭、馒头片、馄饨、蔬菜、水果、谷物、肉类、鱼类、肝类。

（5）辅食添加原则。

※ 辅食种类：保证食物的多样化。

※ 辅食搭配：蔬菜＋肉类，和其他食物组合。

※ 注意添加适量的膳食纤维，有利于牙齿和下颌的发育，也有助于增强肠胃的消化功能。

※ 添加手指食物：蒸软的胡萝卜条、红薯条等。

※ 开始训练宝宝用十字吸管杯喝水。

※ 遵循辅食添加原则，密切关注是否有食物过敏现象。

※ 坚持无盐、无糖、少油，保持口味清淡。

※ 不能吃：牛奶、蜂蜜。

5. 10～11月龄宝宝喂养要点

（1）奶量：保持每天600毫升左右。

（2）辅食喂养次数：3次正餐+1～2次点心。

（3）食物性状：略有嚼劲的食物，需要稍微用力才能捏碎。

（4）可添加食材：全蛋黄、米粉、面条、粥、烩饭、馒头片、馄饨、蔬菜、水果、谷物、肉类、鱼类、肝类。

（5）辅食添加原则。

※ 辅食种类：继续尝试新食物，让辅食多样化。

※ 辅食搭配：蔬菜＋肉类，和其他食物组合。

※ 遵循辅食添加原则，仍旧要注意观察是否有食物过敏现象。

※ 坚持无盐、无糖、少油，保持口味清淡。

※ 不能吃：牛奶、蜂蜜。

※ 调整喂养时间，逐渐达到与家人同时进食一日三餐。

6. 12月龄宝宝喂养要点

（1）奶量：从600毫升逐渐过渡到500毫升左右。

（2）辅食喂养次数：3 次正餐 +2 次点心。

（3）食物性状：添加一些须咬断并咀嚼的食物，需要用力才能把食物咬碎。

（4）可添加食材：全蛋、米粉、面条、软饭、馒头、馄饨、饺子、蔬菜、水果、谷物、肉类、鱼类、肝类、菌菇类、奶酪、酸奶。

（5）辅食添加原则。

※ 辅食种类：更加注重食物的多样性，让宝宝保持饮食均衡。

※ 辅食搭配：增加宝宝对不同食物口味和质地的体会，减少以后挑食偏食的现象。

※ 遵循辅食添加原则，密切关注是否有食物过敏现象。

※ 坚持无盐、无糖、少油，保持口味清淡。

※ 不能吃：牛奶、蜂蜜。

※ 调整喂养时间，逐渐达到与家人同时进食一日三餐。

7. 12 月龄以上宝宝喂养要点

（1）奶量：维持每天 500 毫升左右。

（2）辅食喂养次数：3 次正餐 +2 次点心。

（3）食物性状：较软的块状食物（接近成人块状食物大小）。

（4）可添加食材：全蛋、面条、软饭、馒头、馄饨、饺子、蔬菜、水果、谷物、肉类、鱼类、肝类、菌菇类、奶酪、酸奶、牛奶。

（5）辅食添加原则。

※ 辅食种类：更注重食物多样性、丰富性，多尝试。

※ 辅食搭配：逐渐接近成人，在继续提供辅食的同时，鼓励尝试家庭食物。

※ 遵循辅食添加原则，密切关注是否有食物过敏现象。

※ 不建议添加成人调料，能不加盐就不加盐，保持清淡口味。

※ 调整喂养时间，能够与家人同时进食一日三餐。

（三）辅食的制作

1. 制作辅食的注意事项

（1）制作辅食之前，要洗净食材、餐具及手，严格注意卫生问题。

（2）婴幼儿的牙齿和吞咽能力未发育完全，制作时要将食物处理成汤汁、泥糊或细碎状，这样才容易消化。

（3）初期喂辅食时，食物浓度不宜太浓，米粉、菜汁、新鲜果汁等最好加水稀释。

（4）尽量采用自然食材，且最好不要加调味料，如香料、味精、糖、食盐等。

（5）在食材的烹煮方面，尽量不要使食物太油腻。

（6）烹调后的辅食，不宜在室温环境下放置过久，以免食物腐坏。

（7）要注意食物温度，不宜将食物放置在微波炉中高温加热，以免破坏食物中的营养素。

（8）一定要挖出水果的果核，以防噎到宝宝。

（9）选用最新鲜的蔬菜，不要把菜长时间泡在水里，以防破坏里面的水溶性维生素。

（10）要时常变换花样给宝宝做辅食。

（11）选择合适的辅食制作用具，如辅食机、辅食研磨碗等。

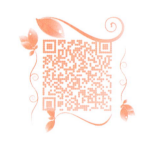

辅食研磨碗的使用说明视频

2. 辅食的制作方法

下面介绍几道常见婴幼儿辅食的制作方法。

（1）苹果米粉泥。

适合年龄：6个月以上宝宝。

食材：苹果1个、米粉2大匙。

做法：

① 将新鲜苹果洗净，把苹果切开，放在蒸锅里蒸熟。

② 将蒸熟的苹果去核，放进搅拌机里搅成泥。

③ 加少量白开水与米糊一起搅拌均匀即可。

（2）蛋黄泥。

适合年龄：6个月以上宝宝。

食材：鸡蛋1个。

做法：

① 鸡蛋放入沸水中煮熟，记住一定要煮过心。

② 捞起放至稍凉，剥壳后取出蛋黄。

③ 将蛋黄放入消毒过的宝宝专用碗中，用汤匙压碎成泥。

④ 为了宝宝更好吞咽，可加少许温开水，搅拌成均匀的稀泥状再喂食。

育婴小贴士

给宝宝添加的量应随着宝宝的月龄逐步增加，一开始不要喂多，1～2小勺即可，让宝宝逐步适应。

（3）五彩鱼粥。

适合月龄：10个月以上宝宝。

食材：鱼肉50克、大米适量、胡萝卜适量、豌豆（煮）少许。

做法：

① 鱼肉去掉鱼刺，切成鱼肉粒，在水中多泡几次，以便去腥。

② 各种蔬菜粒备用。

③ 米粥在炉上煮好，水稍多些。

④ 先倒入鱼肉粒，再倒入蔬菜粒，煮熟即可。

营养小提示：给1岁内宝宝尝试五彩鱼粥时无须另加盐，因为这道鱼粥的味道已经很丰富了。

（4）三色软饭。

适合年龄：10个月以上宝宝。

食材：西兰花、南瓜、鸡肉、大米。

做法：

① 西兰花洗净，掰成小朵，入沸水焯烫一下捞出。

② 南瓜去皮，切成0.5厘米的小丁。

③ 鸡肉洗净切薄片煮熟，捞出撕碎或切碎。

④ 把三样食物装盘，淋上几勺高汤，入蒸锅蒸熟。搭配烂米粥、软米饭。

3. 喂辅食的注意事项

（1）即使宝宝特别爱吃辅食，也不能断奶，4～6个月的宝宝应以奶类为主要食物。

（2）辅食应以天然清淡为原则，制作的原料一定要鲜嫩，1岁以上的宝宝可稍添加一点点盐，以免多了增加宝宝肾脏的负担。

（3）宝宝吃东西之前，一定要试试食物的温度。

（4）辅食不能添加在奶中喝。

（5）辅食添加时，一定要观察大便情况，有一点变化视为正常，次数多一点也没关系，只要不是腹泻即可。

（6）一开始不需要把宝宝喂得很饱，几汤匙的量即可，然后慢慢增加。当然，还必须考虑宝宝的意愿。

（7）给宝宝喂食新的食物时，一次只能喂一种，每次1/4匙，每天1～2次，逐渐增加份量，1个星期后如果没有过敏现象，才能再试另一种新的食物。婴儿易对食物过敏而引起不良反应，尤其是未满6个月的婴儿。

（8）如果宝宝对某种食物有过敏反应，如气喘、皮肤红肿、屁股痛等，就要停喂1个星期，这样反复2～3次。如果情况没有改善，则须停喂6个月以上。

（9）在宝宝练习自己抓取食物时，一定要有人照看，避免发生意外。

（10）宝宝躺下时要确认其嘴里没有食物，以免卡在喉咙而被呛到。

第二节　照料婴幼儿起居

育婴员的主要工作内容就是围绕婴幼儿的生活照料、保健护理以及能力培养这三个方面来进行的，其中生活照料是最日常也是最基础的内容。给婴幼儿洗脸、洗头、洗澡、剪指甲以及穿脱衣服这些基础且看似人人都会的工作，要怎么做才是最优的做法？婴幼儿皮肤娇嫩，易受损伤，要怎样照料？这些细节问题都是育婴员在工作时需要注意的。本节我们就一起来学习一下照料婴幼儿起居的相关内容。

一、为婴幼儿洗脸洗头

（一）洗脸

1. 物品准备

小盆、毛巾、棉球。

2. 操作步骤

（1）用七步洗手法将双手清洗干净，物品放好，水温38℃～40℃。

（2）清洗眼睛。

① 抱起宝宝，坐在小凳上，首先看宝宝的眼睛有没有分泌物。如果有分泌物，一次抓6个棉球放在水中，用手捞起1个棉球挤干水分，

先清洗宝宝的内眼角，再清洗宝宝的下眼睑，上眼睑、每个棉球清洗1个部位，两只眼睛的洗法相同。

②如果宝宝的眼睛没有分泌物，就把小毛巾用清水打湿，攥到半干不滴水，把边缘毛边攥到手里，用手挑起一角清洗宝宝的眼睛，先清洗宝宝的内眼角，再清洗宝宝的下眼睑、上眼睑。每清洗1个部位小毛巾要换位置，两只眼睛的洗法相同。

（3）清洗鼻子。

将小毛巾清洗干净，把边缘毛边攥到手里，用手挑起一角清洗宝宝的鼻子，依然是每清洗1个部位小毛巾要换位置。

（4）清洗嘴巴。

将小毛巾清洗干净，清洗宝宝的小嘴巴，先清洗上嘴唇，再清洗下嘴唇。

（5）清洗小脸蛋。

将小毛巾清洗干净，叠成平整的大面，先从额头向下依次清洗宝宝的额头、脸蛋、小下巴。两侧洗法相同。

（6）清洗小耳朵。最后清洗宝宝的小耳朵。

先洗内耳廓，再洗外耳廓。

以上为不能坐立的婴幼儿的洗脸方式。能坐立的，洗脸可选择坐卧位可站立位，用流动的水进行脸部清洁。

给宝宝洗脸的步骤视频

（二）洗头

操作步骤如下：右手托住宝宝的头颈肩，左手托住宝宝的臀部进行倒手。用左手托住宝宝的头颈肩，注意堵住宝宝的耳孔，以防进水，右手撩水把宝宝的头打湿（手法轻柔，注意不要触碰宝宝囟门），然后把洗发水挤在手

给宝宝洗头的步骤视频

上搓起泡沫，再涂抹到宝宝头上，最后用清水把泡沫清洗干净。

（三）洗澡

1. 洗澡时间

宝宝在吃完奶 1 小时之后，就可以洗澡。

2. 洗澡前准备

（1）关好门窗，把手洗干净，提前把室内温度调到 26℃～ 28℃。

（2）澡盆、脸盆 2 个、2 条大浴巾、3 条小毛巾、衣服、隔尿垫、纸尿裤、婴儿专用沐浴露、洗发水、护臀膏、水温计、棉签、干湿纸巾、小凳子。

（3）把隔尿垫、大浴巾都铺好，2 条大浴巾之间放隔尿垫；把大澡盆、小脸盆、小凳子以及其他相关用品都摆好，先放凉水，再放热水，水温 38℃～ 40℃。

给宝宝洗澡前的准备视频

（4）给宝宝脱去衣服，只留下纸尿裤，然后包一个洗澡包。

3. 操作步骤

（1）将宝宝的头清洗干净后进行倒手，左手托住宝宝的头颈肩，右手托住宝宝的臀部，再次把宝宝抱到怀里，脱掉浴巾。

（2）如果有大便要进行清理，先清洗臀部。

（3）一手抓住宝宝的手臂（握住腋下），另一只手托住宝宝的臀部，拇指扶在宝宝大腿根部内侧（不要触碰到生殖器）。

（4）宝宝的小脚先下水，45 度角坐在水里，水要盖住宝宝的肚脐。

（5）先清洗脖子、腋下、手臂、手指、手指缝（两侧洗法相同）。小毛巾用水打湿，轻柔地清洗各部位，注意褶皱处要清洗干净。

（6）再清洗前胸（注意不要触碰肚脐和乳头）。

（7）清洗腹股沟以及大腿其他的褶皱处，大腿、小腿、小脚丫、脚趾、脚趾缝都要清洗干净（两侧洗法相同）。

（8）前面洗干净后给宝宝翻身清洗后面，注意宝宝的头不要太低，以免呛水。

（9）清洗后面（和前面洗法相同）。

（10）洗好后出水。左手握住宝宝腋下，宝宝头枕着我们的手腕处，右手四指托住臀部，拇指扶在宝宝大腿根部内侧（注意不要触碰宝宝的生殖器）。将宝宝抱出水放到事先准备好的浴巾上把水分沾干（注意沾干褶皱处）。

给宝宝洗澡的步骤视频

4.乳痂的清洗

宝宝刚出生时，在皮肤表面有一层油脂，这是一种由皮肤和上皮细胞分泌物所形成的黄白色物质。如果宝宝出生后不洗头，时间一长，这些分泌物和灰尘聚集在一起就会形成较厚的乳痂。乳痂也被称为奶痂。宝宝乳痂会随年龄增长自愈，但这期间宝宝会因痒、痛而烦躁，从而影响消化、吸收和睡眠。另外，严重的头皮乳痂期间，宝宝不能进行疫苗的接种。因此，积极清理头皮上的乳痂十分重要。常用的乳痂清洗方法有植物油泡洗法和洗发乳清洗法。

（1）植物油泡洗法。

原料：菜油、橄榄油、杏仁油。

① 为保证清洁效果，可先将植物油加热消毒，放凉，备用。

② 清洗时，先将冷却的清洁植物油涂在头皮乳痂表面，滞留数小时或一天，不要立即冲洗。乳痂被植物油浸泡松软后，薄的一般会自然脱落，厚的则须多搽些植物油。

③ 当乳痂脱落时，用小梳子轻轻地梳一梳，乳痂很容易就脱落下来。最好选用齿软而钝的婴儿专用梳子。

④ 最后用儿童洗发液和温水洗净头部的油污。一次不彻底，重复

几次。

（2）洗发乳清洗法。

原料：洗发乳是含有乳化剂的油水混合物，它能使油变成微小的粒子，均匀地溶解在水中，使水和油混合。

① 给宝宝选用温和的婴儿洗发乳，将洗发乳倒在手心里，轻轻沾湿宝宝长乳痂的头皮。

② 用手掌或指腹轻轻地揉搓。

③ 2 小时后，再用温水洗去。每天坚持 1 次，直至乳痂清除为止。

育婴小贴士

清洗乳痂的注意事项

1. 剪胎发。如果宝宝胎发较长，应将胎发剪掉，这样有利于对宝宝的头皮进行更充分的清洁。

2. 如果宝宝头皮乳痂严重破溃、渗出结痂时不要采用上述方法，先局部每天用 1%～4% 硼酸溶液外洗，洗后涂以 15% 氧化锌软膏，或在医生指导下治疗。

3. 对于宝宝头上的乳痂，妈妈千万不要用指甲硬抠，更不要用梳子去刮，这样会损伤宝宝的皮肤，严重时可出血甚至发生感染。

二、为婴幼儿修剪指甲

很多老人都说过：新生儿的指甲在出生后的 1 个月内是不能轻易触碰的，一旦剪了指甲就会影响宝宝的身体发育。这种说法其实是错误的，人的指甲上没有血管也没有神经的分布，而且指甲还具有再生长的能力，剪了并不会影响宝宝的发育。

宝宝刚出生时，指甲的长度会和手指呈现一个齐平的状态，但由于宝宝的生长和发育都比较迅速，所以说过了几天指甲就会长长，就算宝宝的年龄小，手指甲也是比较锋利的，而宝宝的皮肤又比较娇嫩，如果不给宝宝修剪指甲，容易划伤宝宝自己的皮肤。儿科专家建议，一般情况下，宝宝出生 1 周左右就可以剪指甲了。

（一）给婴幼儿剪指甲的正确方法

1. 使用婴儿指甲刀

给宝宝剪指甲用的指甲刀应为婴幼儿专用，因为这种指甲刀会更干净卫生，灵敏度也较高，这样才不会伤害到宝宝的手指。

2. 熟睡中是剪指甲的最佳时机

宝宝都比较好动，一般情况下是不会安静坐好乖乖配合的，所以可以趁宝宝睡着了再帮其剪指甲。

3. 确定固定住宝宝手指

先以适当的力道按压住宝宝的手，记得要固定住整个手掌而不是只固定要剪的手指，让宝宝较不易挣脱；修剪时以拇指和食指夹住指关节，只露出一节甚至半节的指头，可更加稳定地修剪。

4. 姿势正确，事半功倍

让宝宝平躺在床上，育婴员的视线方向要与宝宝一致，而不是面对面，这样可以看清修剪的部位，以免剪得太多或是剪到皮肉。

5. 剪完后检查要确认是否修剪整齐

剪完后要顺着宝宝的每个指甲都摸一下，看看有没有不平滑的地方，以免宝宝用手摸脸时划伤自己的皮肤。

（二）给婴幼儿剪指甲的常见错误做法

1. 把指甲剪成弧形

有的育婴员在给宝宝剪指甲时，会将指甲两侧的角剪得太深，弧度太大，这样会容易让新长出来的指甲嵌入软组织内，从而伤害到指甲周围的皮肤，造成化脓性感染，引发炎症。另外，沿着指甲末端将指甲修剪成弧形这种剪法，如果选的指甲钳不对，还容易剪伤宝宝小手里的肉。

正确做法：将指甲剪成平直形状，当指甲和指尖大概平行时即可停止修剪。剪完之后边缘和甲床有 1 毫米的距离就可以了。

给宝宝剪指甲一定要选择宝宝专用指甲钳或小剪刀，切不可以使用成人指甲钳或剪刀来修剪指甲。

2. 剪完指甲后应修整边缘

有的育婴员给宝宝剪完指甲后从来都不会修整一下边缘，然而突起的边缘却容易划伤宝宝或勾到其他物体。

正确做法：建议给宝宝剪完指甲时一定要稍微磨一磨。如果没有这个功夫的话，可以试试电动剪甲器。

3. 给宝宝拔倒刺

拔倒刺是许多育婴员都会做的事情，然而这种做法却是比较危险的。倒刺拔掉后，指甲周围会出现小伤口，宝宝好动，容易导致伤口感染。

正确做法：宝宝长倒刺的情况很常见，拔倒刺不能直接用手，而应该用剪刀。可以先将宝宝的小手放到温水中浸泡片刻，等到皮肤变软后再剪。另外，平时要给宝宝的小手涂一些润肤霜，能预防倒刺的出现。

4. 挑指甲缝里的脏东西

有些育婴员在看到宝宝手指甲里有脏东西的时候，就会用硬物、尖尖的东西将污垢挑出来，但这样做会伤害宝宝手指上的皮肤。

正确做法：应该在给宝宝剪完指甲以后，用湿毛巾擦拭掉即可。

三、为婴幼儿穿脱衣服

婴幼儿穿脱衣服要根据不同月龄的特点进行，按照从上到下、从里到外的顺序操作。

（一）给新生儿穿脱衣服

新生儿的衣服必须宽松，前面开口。先将衣服平放在床上，让新生儿平躺在衣服上，将新生儿的一只胳膊轻轻地抬起来，伸入袖子中，把衣服褶皱的地方拉平，然后抬起另一只胳膊，将小手伸入袖子中，再将衣服带子结好就可以了。

（二）给婴儿穿脱套头衫

把套头衫沿着领子折成圆圈状，用手掌从中间伸进去把领子撑开。慢慢把宝宝的后枕部托起，把领口撑开的套头衫套入头部，把衣服拉到后背，露出宝宝头部。把一只袖子折成圆圈状，大手包小手顺势把衣袖套在宝宝的手臂上。另一只手也是大手包小手顺势把衣袖套在宝宝的手臂上。

婴儿在会坐前穿上衣，都可按上述方法操作。

育婴小贴士

宝宝在穿套头衫时，眼睛视线会被衣服遮住而心里害怕，育婴员要一边用温柔的声音和宝宝说话，一边穿套头衫，分散宝宝的注意力。不要吓到宝宝，出现害怕、睡不踏实的现象。

（三）给婴儿穿裤子

穿裤子时，育婴员的手从裤脚管中伸入，拉住小脚，然后将裤子向上提，即可将裤子穿上。

（四）给婴儿穿连衣裤

穿连衣裤时，先解开连衣裤上的扣子，平放在床上，让婴儿躺在上面，先穿裤腿，再用穿上衣的方法将手穿入袖子中，然后扣上所有的纽扣即可。

连衣裤较方便，穿着较舒服，保暖性能也很好。

　　婴儿会坐后，穿上衣时可让婴儿坐好，先套上一只袖子，从背后把衣服拉到前面，套上另一只袖子，整平衣服，扣好扣子。

　　对于婴幼儿，1 岁时便可训练自己脱鞋袜，1 岁半以后可训练自己脱上衣、裤子，2 岁半以后可训练自己穿衣服、系扣子等。

　　给婴幼儿脱衣服的具体方法，请扫码观看视频学习。

宝宝上衣的正确脱法视频

宝宝上衣的正确穿法视频

宝宝裤子的正确脱法视频

宝宝裤子的正确穿法视频

育婴小贴士

　　给（训练）婴幼儿穿衣服时，衣服应相对宽松一些。在给婴幼儿穿衣服时注意动作要轻柔，不可过度拉拽。

第三节　照料婴幼儿睡眠

睡眠对任何人来说都很重要，特别是正在成长发育的宝宝，良好的睡眠对宝宝身体的生长发育非常有益。例如，生长激素是在睡眠周期里以脉冲形式分泌出来的，老话说"宝宝睡一觉长一点"就是这个道理。另外，睡眠还能促进宝宝脑发育，发挥的"储能作用"，可以让宝宝白天更好地活动、更好地认知、更好地智力的发展。那么，孩子如何健康睡眠？怎样帮助孩子养成良好的睡眠习惯呢？又有哪些安全注意事项需要注意呢？

一、婴幼儿睡眠概论

（一）睡眠的重要性

1. 婴幼儿睡眠与成长

婴幼儿在睡觉过程中能够使消耗的体力得到补充和恢复。睡觉时能够为机体提供充足的生长激素，促进孩子神经系统和大脑的发育成熟，使孩子能够健康长大，而这种生长激素在机体沉睡时分泌量达到最多。婴幼儿期的孩子睡觉时生长激素的分泌量可达非睡眠状态的 3 倍甚至以上。

2. 婴幼儿睡眠影响认知

婴幼儿睡觉过程中，有一半的时间是大脑在整理、重新组装、认识白天接收到的信息的过程。研究表明，如果孩子睡眠不足，注意力就不能充分集中。如果睡眠不足的时间过长，孩子就会对外界事物不感兴趣，还会对孩子的心情造成影响，上学前也不能够很好地适应。

3. 婴幼儿睡眠与免疫抵抗力

如果睡眠减少或没有睡眠，那么细胞的抵抗力就会降低，免疫细胞、T 细胞和单核白细胞的功能也会有所衰弱。

4.婴幼儿睡眠与学习

研究报告指出，婴幼儿睡觉不只是为了恢复精力，也是为了刺激大脑，对学习来说十分重要。如果想要维持认知能力，扩张记忆能力，就需要睡眠，学习能力也需要记忆能力作为基础。

（二）婴幼儿健康睡眠时间

婴幼儿健康睡眠时间见表 3-2。

表 3-2 婴幼儿国际睡眠总量和睡眠结构表

婴幼儿月龄	0～6周	6周～3个月	4～8个月	9～12个月	13～24个月	24～36个月
睡眠总时长（单位：小时）	15～18	14～15	14～15	14	13～14	12～14
白天睡眠次数（单位：次）	3～5	3～5	3	2	1～2	1
夜醒次数（单位：次）	3～4	2～3	2	1～2	0～1	0
夜晚睡眠时长（单位：小时）	8～9	9～10	10	10～12	11	10～11
夜醒整觉时长（单位：小时）	3	3～5	4～6	4～6以上	6以上	整夜

（三）婴幼儿睡眠充足的标准

（1）清晨自动醒来，精神状态良好。

（2）精力充沛，活泼好动，食欲正常。

（3）体重、身高能够按正常的生长速率增长。

（四）睡眠不足的危害

1.影响身高

孩子生长发育的影响因素除了有遗传因素、营养情况、锻炼情况，还与生长激素的多少有关。人体进入熟睡状态时，就会有更多的生长激素分泌出来。因此，如果孩子能够保证每天有足够的睡眠时间，就可以长得更高；反之，如果孩子的睡眠不足，孩子的身高就会受到影响。

2. 降低身体免疫力

人在睡觉过程中，人体的免疫能力能够得到增强，因此如果经常缺乏足够的睡眠，孩子的抵抗力将会减弱，进而会出现精神不济、没有食欲的症状。

3. 影响大脑的创造性思维

孩子如果没有足够的睡眠，那么就会影响到他的注意力，会出现注意力不能集中的状态，同时记忆力和思考能力都会有所降低，从而影响孩子的学习创造能力。

4. 影响心理健康

孩子睡眠不足会出现情绪低落、焦躁、紧张等不好的心理状态，因此睡眠不足会影响孩子的心理健康。

二、影响婴幼儿睡眠的原因

（一）哪些因素会影响婴幼儿的睡眠质量

因素一：睡前精神过度兴奋或过度疲劳，受到惊吓。

因素二：身体不适。

因素三：睡前进食过饱或饥饿。

因素四：睡眠姿势不正确。

因素五：膀胱充盈欲排尿。

因素六：睡眠环境改变，生活规律被破坏。

因素七：生病、感冒、发热等。

因素八：空气污浊。

因素九：噪声太大或灯光太亮。

（二）哄睡误区

误区一：抱着哄睡。

误区二：喂奶哄睡。

误区三：摇睡。

误区四：多重方式齐上阵。

误区五：过长的哄睡时间。

误区六：长期哄睡。

三、养成良好睡眠习惯的措施

（一）把握入睡时间

1. 不同月龄宝宝的入睡流程

（1）第一阶段：0～3个月的宝宝。

入睡流程：沐浴→按摩→吃奶→入睡。

（2）第二阶段：4～12个月的宝宝。

入睡流程：沐浴→按摩→更衣→吃奶→口腔清洁→哄睡→入睡。

（3）第三阶段：12个月以上的宝宝。

入睡流程：会有一个非常大的变化。亲子时间→提示即将进入沐浴→沐浴→更衣→睡前食物→口腔清洁→睡前活动→入睡。

2. 不同月龄宝宝的入睡时间

（1）新生儿阶段：新生儿每2～3小时就睡一觉，白天和夜晚并没有明显的区别。

（2）6周～3个月阶段：宝宝的昼夜节律开始形成了。白天的清醒时间和活动时间会增加，夜晚开始出现连续睡眠，夜醒之后会很快入睡。

（3）3～6个月阶段：宝宝的入睡时间会调整到晚上6～9点。

（4）6个月以上阶段：宝宝入睡的时间会向后推迟到晚上8～9点。

3. 最好的入睡时机——犯困信号

见表3-3。

表 3-3　宝宝的睡眠信号

犯困信号	过困信号
眼神呆滞	频繁揉眼睛
身体变软	打挺、挣扎
变得安静	哭闹不止
对周围事物不感兴趣	任何声音、互动就可能令宝宝异常烦躁

（二）营造良好的睡眠环境

（1）保持室内空气新鲜。应经常开门、开窗通风，新鲜的空气会使婴幼儿入睡快、睡得香。

（2）室温以20℃～23℃为宜，过冷或过热都会影响睡眠。

（3）卧室的环境要安静。室内的灯光最好暗一些。窗帘的颜色不宜过深。减少噪声。

（4）为婴幼儿选择一张适宜的床单。独睡床的软硬度适中，最好是木板床，以保证婴幼儿脊柱的正常发育。

（5）睡前（避免）不做剧烈运动，避免引起婴儿过度兴奋。

（6）睡前将婴幼儿的脸、脚和臀部洗净，1岁前的婴幼儿不会刷牙，可用清水漱口，并排一次尿。

（7）被褥要干净、舒适，与季节相符。冬季要有保暖设施，夏季须备防蚊用具。换上宽松的、柔软的睡衣。有时婴幼儿喜欢吸吮手指，可以不予干预，这对稳定婴幼儿自身情绪也起到了一定的作用。

（三）吃饱喝好睡得香

1. 了解宝宝的吃奶量

不同阶段宝宝的吃奶量见表 3-4。

表 3-4　不同阶段的宝宝吃奶量参考表

年龄	胃容量	每次吃奶量	每天吃奶次数
1 天	5～7 毫升（樱桃）	5～7 毫升	8～12 次或以上
3 天	22～30 毫升（核桃）	22～30 毫升	8～12 次或以上
7 天	44～59 毫升（杏）	44～59 毫升	8～12 次或以上
1 个月	80～150 毫升（大鸡蛋）	80～150 毫升	8～12 次
4 个月	140～180 毫升（香瓜）	140～180 毫升	7～9 次
7 个月	200～300 毫升（小黄金瓜）	200～300 毫升	5～6 次
8～12 个月	300～500 毫升（小哈密瓜）	300～500 毫升	5～6 次

2. 宝宝吃饱的判断方法

（1）宝宝吃饱后通常会自己主动地吐出乳头或奶嘴。

（2）宝宝吃饱时，吮吸的频度会迅速降低，速度会放缓。

（3）吃饱时宝宝的吞咽次数明显减少，吞咽动作也变得不明显。

（四）帮助宝宝入睡的小技巧

1. 轻拍宝宝背部

轻轻拍着、抚摸宝宝的背部就像有一种神奇的魔力一样，宝宝很容易就会感到安心，并且快速入睡。

2. 按摩宝宝的脚

按摩不仅可以促进婴幼儿生长发育，加强亲子情感联结，还可以舒缓宝宝的肌肉，帮助放松。

3. 播放柔美音乐

婴幼儿的听觉反应相当灵巧与敏锐，建议在孩子入睡前，播放较为轻柔舒服的乐曲，像是水晶音乐、海浪声等，营造愉快的睡眠气氛。

4. 安抚物

大部分宝宝小时候都有一个自己喜欢的小物品，它们可能是妈妈的一件衣服，宝宝的一张小盖毯、一个小玩具。总之，无论孩子去到哪儿，只要有这件熟悉的物品，就能安静睡觉。这就是宝宝的安抚物。

5. 使用安抚奶嘴

若有奶睡习惯的婴幼儿，建议可适当利用安抚奶嘴，使宝宝安稳入睡，但父母必须要在孩子入睡以后立马将其拔出，以免宝宝对奶嘴产生过度的依赖。

四、解决睡眠难题

（一）奶睡

我们通常所说的奶睡，指的是宝宝一定要含着乳头或奶嘴入睡，没有乳头或奶嘴就不睡觉。

1. 不宜戒除奶睡的情况

（1）没有影响到妈妈或宝宝的奶睡。

（2）进食能力不足的宝宝。

（3）出牙、生病等特殊时期。

（4）严重的分离焦虑期。

2. 预防奶睡的方法

（1）让宝宝吃奶时保持清醒。

（2）避免宝宝含着乳头或奶嘴入睡。

3. 宝宝依赖奶睡的原因

宝宝依赖奶睡，可能是因为孩子的口腔触觉刺激没有得到满足，需要更多的吮吸，加强刺激；还意味着宝宝可能有口腔触觉依赖，依赖妈妈的乳房。

宝宝依赖奶睡，也可能是因为安抚方式太单一，妈妈不是很能读懂宝宝的需求。

4. 戒除奶睡的措施

主要的方法是找到新的安抚方式代替用奶安抚。要遵循如下四个原则。

（1）从白天开始尝试新的安抚方式。

（2）新旧方式并行，循序渐进。

（3）平和坚持，合理预期。

（4）不要忽略宝宝的情感需求。

（二）夜奶

夜奶通常是指凌晨 12 点到早上 5 点之间给宝宝喂的奶。

1. 不同月龄宝宝的正常夜奶次数

（1）0～3 个月宝宝——2～4 次。

（2）4～5 个月宝宝——2 次左右。

（3）6～12 个月宝宝——1 次左右。

（4）1 岁以上宝宝——不再需要夜奶。

2. 戒除夜奶的方法

（1）给错型夜奶。

不知道宝宝需要什么，只能给到奶；没有精力去分辨宝宝的需求是什么，于是就给奶。

改善措施：针对给错型的夜奶，只要能够分辨宝宝的真实需求，满足宝宝真正的需求，就可以改善。从这三个方面分辨宝宝的真实需求：表情、动作和声音。

（2）安抚型夜奶。

宝宝在夜间醒来时，由于光线暗等原因，可能会产生害怕、不舒服等情绪，需要一点时间来自我安抚，让自己再次入睡。如果我们此时不知道宝宝有安抚需求，或者是不知道怎么安抚宝宝，只是一味地给奶，就特别容易形成安抚型夜奶。

改善措施：高质量的陪伴；发展宝宝的认知能力；保护宝宝内心的美好；新的安抚法。

（3）饥饿型夜奶。

改善措施：让宝宝吃饱吃好再睡。

（三）抱睡、摇睡

1. 一放就醒的原因

（1）宝宝的内耳前庭发育滞后。

（2）放下宝宝时的抱姿不适合。

（3）宝宝身体紧张难放松。

（4）触觉和空间感影响宝宝睡眠。

2. 改善一放就醒的方法——七步放下法

（1）放宝宝到床上时，先放脚。

（2）宝宝的小屁股着床。

（3）宝宝的背部着床。

（4）宝宝的头部着床；这时手先不要急着抽出来。

（5）用腾出来的那只手固定住宝宝身体的一侧和头部，仔细观察宝宝，抽出一只手；当宝宝呼吸保持平稳均匀时，就可以轻轻地抽出放在宝宝脖子下面的手。

（6）轻抚宝宝的手臂或身体。

（7）轻轻离开宝宝。

育婴小贴士

注意事项：

在将睡着的宝宝逐渐放下的过程中，身体都要紧紧地贴住宝宝的身体。

3. 提升宝宝睡眠能力，改善落地醒

（1）内耳前庭敏感的：改善宝宝的内耳前庭。

（2）触觉敏感的：多给宝宝做抚触按摩，增加触觉体验。

（3）原始反射还未消退的：用安全的方法去抑制原始反射。

4. 长期摇睡的影响

（1）摇睡会降低宝宝的睡眠质量。

（2）让宝宝养成不好的睡眠习惯。

（3）抑制宝宝睡眠能力的发展。

（4）过度摇晃可能会对宝宝的身体造成伤害。

5. 改善摇睡问题的方法

（1）慢慢调整到站着固定位置摇晃，再慢慢地尝试坐下来摇晃。

（2）可以慢慢地降低摇晃的幅度变成是小幅度地摇晃。

（3）可以慢慢地降低节奏，变成非常缓慢地摇晃。

（4）白天时适当给宝宝增加合适的内耳前庭活动。

第四节　照料婴幼儿大小便

一、婴幼儿的大小便

（一）婴幼儿大便的状况

1. 胎便

出生 24 小时内排胎便；出生 2 ～ 3 天，大便呈黑、绿色的焦油状物。若 24 小时未排胎便应积极查明原因，排除肛门闭锁等消化道畸形。

胎便没有臭味。接下来几天，粪便颜色逐渐变淡，一般在 3 ～ 4 天内胎便排尽，粪便转为黄色。

2. 母乳喂养婴幼儿的大便

大便为橙黄色似芥末样、多水、有些奶凝块、量很多。

3. 人工喂养婴幼儿的大便

呈浅棕色、有形、呈固体状、有臭味。

（二）不同喂养方式的排便次数

1. 母乳喂养的新生儿的排便次数

（1）母乳喂养的新生儿在出生后几周内，每天会有多次排便，有些在每次哺乳后排便，通常是金黄色糊状或浓奶汤状。

（2）在 1 ～ 3 个月时排便次数慢慢减少，有的 1 天只排便 1 次，还有的须隔 1 天或更长时间排便 1 次，且量比较多。

（3）只要新生儿没有不适，就不必担心。母乳喂养的新生儿即使 2 ～ 3 天排便 1 次，大便都应该是软的。

2. 人工喂养的新生儿的排便次数

人工喂养的新生儿每日可排便 1～4 次，并逐渐过渡到每天 1～2 次。每天要注意新生儿大便的质地是否正常，如果大便的质地正常，排便的次数多少并不重要。

（三）婴幼儿小便的状况

（1）正常婴幼儿尿液淡黄透明。生后 2～3 天尿色偏深，稍浑浊，放置后有红褐色。

（2）婴幼儿一般在出生后 24 小时内排尿，少数 48 小时内排尿，尿量每小时每千克体重 1～3 毫升，或更换尿布次数大于 6 次。

（3）出生几天因吃得少、皮肤和呼吸可蒸发水分，每日排尿 3～4 次。

（4）出生 6～10 天后因吃奶量增加，而膀胱容量小，每天排尿次数可 10 余次。

（四）婴幼儿小便的特点

（1）多数婴幼儿出生后第一天就开始排尿，但尿量很少，全天尿量通常只有 1030 毫升左右；小便次数开始也不多，第一天只有 2～3 次。

（2）尿色开始较深，一般呈黄色，以后随着开始喂奶，婴幼儿摄入的水分逐渐增加，小便总量逐天增加，小便次数也逐渐增多。

（3）到出生后一周小便次数可增加到每天 10～30 次，小便颜色也慢慢变淡。

（4）少数婴幼儿出生后刚排出的小便略带砖红色，这是由于尿酸盐沉积所致，属正常现象，一般不必特殊处理，只需增加喂奶量，过几天即可逐渐消失。

（五）婴幼儿大小便的规律

（1）婴幼儿一般在吃奶、喝水之后 15 分钟左右就可能排尿，然后隔 10 分钟左右可能又会排尿。育婴员应掌握这一规律，有意识地给婴幼儿把尿。

（2）吃母乳的婴幼儿一天可能大便3～5次，喝牛奶的婴幼儿一天大便1次居多，有的可能2天大便1次，容易便秘。

（3）婴幼儿大便前一般会有些表现，如发呆、愣神、使劲等，这时应及时发现并抱起宝宝，帮助宝宝顺畅排便。

（4）3～6个月的婴幼儿，有的大小便已很有规律，特别是每次大便前会有比较明显的反应。夏季炎热时可以不给婴幼儿裹尿布，以防出疹。

（5）6个月以上的婴幼儿每天基本上能够按时大便，形成一定的规律，定时把大便的成功概率比较大。

二、婴幼儿便后的清洁处理

每次大小便都要及时清洁婴幼儿臀部，让臀部保持干净清爽，预防红臀发生。

（一）女婴的清洁

步骤一：打开纸尿裤，用纸巾从上到下沾干净女婴臀部大便的内容物。

宝宝便后的清洁处理视频

步骤二：把婴儿抱到卫生间用流动的水，由前往后擦洗，防止肛门的细菌进入阴道和尿道，然后清洁小屁屁和大腿，向里洗至肛门处。

步骤三：擦干双手，把婴儿抱到事先铺好的隔尿垫上，晾干小屁屁，再抹上护臀膏，穿上纸尿裤。

宝宝臀部的清洗视频

（二）男婴的清洁

步骤一：打开纸尿裤，男婴常在此时尿尿，因此将纸尿裤前半片停留在生殖器处，兜住尿液，避免弄湿或弄脏床垫。

步骤二：用干纸巾从上到下沾干净男婴臀部大便的内容物。给婴儿清洁阴茎时，要顺着离开其身体的方向擦拭，不要把包皮往上推。在男婴半岁前都不必刻意清洗包皮，因为4岁左右包皮才和阴茎完全长在一起，过早地翻动柔嫩的包皮会伤害其生殖器。当清洁睾丸下面时，用手指轻轻将睾丸往上托住。洗完前部，再举起婴儿的双腿清洁肛门，晾干小屁屁，擦上护臀膏。

步骤三：育婴员用左手抓住婴儿的脚踝向上拉起，注意臀部不要抬太高，用右手翻开纸尿裤，把粘扣粘好，注意大腿根部，穿好纸尿裤。

三、婴幼儿纸尿裤、尿布的使用和更换

（一）更换纸尿裤或尿布的方法

（1）及时更换。更换的时间和次数因人而异。一般早晨醒来、睡觉前和每次洗澡后要更换；每次喂奶后因为进食引起胃肠反射容易发生粪便排泄，要及时更换尿布。新生儿每周约使用80块尿布，1岁左右平均使用50块尿布。

（2）换尿布和纸尿裤要注意舒适、安全。可以把柔软、温暖、防水的垫子放在床上、桌子上或地板上为婴儿换尿布，防止婴儿翻滚和扭动。

（3）换新尿布时，要轻轻地用尿布的边缘擦掉大部分粪便，用卫生纸把屁股擦净，再用油脂或洗液清洗婴儿的臀部。为1岁左右的婴儿换尿布，可以准备一些玩具或图书来分散其注意力。

（4）为婴儿换尿布时要充满爱心，要充分利用这个机会用目光、语言和动作与婴儿进行沟通。

（5）要养成良好的卫生习惯，每次给婴儿换尿布（纸尿裤）前，要用清水和肥皂洗手。

（二）更换纸尿裤的操作步骤

步骤一：更换新纸尿裤前，先清理先前的排泄物。

步骤二：放纸尿裤。

步骤三：放纸尿裤时，注意将有粘贴胶纸的一边置于婴幼儿的屁股后面，而放置的位置，纸尿裤的上缘与婴幼儿的腰际等高即可。

步骤四：假如是女孩，其后面的尿布长度应该留长一些；如果是男孩，则应该将前面的尿布留长一些。

步骤五：粘好一侧，再粘好另一侧即可。

步骤六：注意两边的裤脚应保留两指宽，以免婴幼儿觉得太紧不舒适。

步骤七：最后勾出纸尿裤两侧裙边。

四、婴幼儿大小便习惯培养的训练

（一）婴幼儿定时大小便习惯的训练

（1）满月后，就可以试着训练婴儿定时、定点大小便的习惯。育婴员采取坐位，让婴儿头、背紧贴在自己身上，两手轻轻扶住婴儿的双腿，呈蹲位，用"嘘"表示小便，用"嗯"表示大便。多次训练让婴儿形成条件反射，利于习惯的养成。

（2）养成每天早晨起床后，或午睡起床后，或临睡前排便的习惯。

（3）8个月左右可以让婴幼儿坐便盆。

（4）1岁半左右会用不同的方式表示排尿的需要。

（5）一般2岁半左右就可以自己排便了。

（二）婴幼儿使用便器，专心排便的训练

（1）6个月以后的婴儿，可以开始练习坐盆。6～8个月婴儿要在固定地方的便盆中进行大小便。

（2）应选择一个安全的婴幼儿专用便盆，大小规格与婴幼儿的臀部

相匹配。

（3）冬天要注意便盆不要太凉，以免婴幼儿不舒服不排便，如果一时不解便，可过一会儿再坐。每次坐盆的时间不要太长，一般3～5分钟，久坐易引起婴幼儿脱肛。

（4）练习坐便盆时，必须由大人扶着，婴幼儿坐不稳时易摔倒、疲劳。

（5）大人要细心观察，掌握婴幼儿大小便的规律，婴幼儿通常在什么时候大便，小便前会有什么表情如凝视、不动、脸发红，及时发现后立即让婴幼儿坐便盆，并用"嘘"或"嗯"的声音建立条件反射。

（6）坐盆时不要玩玩具或吃东西。

（7）每天坚持让婴幼儿练习坐盆，就可以逐渐形成习惯。

（8）婴幼儿每次排完便后，应立即把婴幼儿的小屁股擦干净。

（9）排便后要洗手，养成良好的卫生习惯。

（10）便盆要经常消毒，保持清洁。作为服务人员要知道如何对宝宝的便盆进行清洁。

宝宝便盆的清洁视频

育婴小贴士

　　每个婴幼儿的生理成熟程度不同，大小便控制有明显的差异，培养时要因人而异，且要有足够的耐心。当宝宝有时把大小便便在裤子上时，不要责怪训斥宝宝，应提醒和引导宝宝坐盆。

第五节　照料婴幼儿"三浴"

"三浴"通常是指空气浴、阳光浴和水浴。"三浴"锻炼则是利用空气、阳光和水对婴幼儿进行体格锻炼。通过"三浴"锻炼，能够使婴幼儿的身体更好地适应自然环境；能够提高身体的抵抗力，进而预防各种疾病的发生；同时，"三浴"锻炼还能够促进婴幼儿体内物质代谢功能，增进食欲，增强消化与吸收能力，有利于促进婴幼儿的生长发育。

一、空气浴

让宝宝到户外接触新鲜的空气，被称为"空气浴"。让婴儿裸体或穿单薄肥大透气的衣服，使皮肤广泛地接触空气。

（一）空气浴的好处

（1）预防感冒，减少呼吸道疾病的发病率。

（2）使宝宝既适应了新环境，也扩展了生活范围。

（3）提高宝宝对环境变化的适应性，增强机体对外界不良因素的抵御能力。

（4）对于预防食欲不振和半夜啼哭也大有益处。

（二）空气浴的要求

（1）一般情况下，宝宝从2～3个月起就可以进行空气浴了。进行空气浴时，要把宝宝的衣服敞开，取走尿布，让皮肤暴露在空气中，并经常改变身体的位置，使宝宝各个部位都能够接触到空气。

（2）先室内，后室外。

（3）室温逐步下降，每3～4天下降1℃。1岁以内的宝宝，室温可降至14℃～16℃，但体弱宝宝所处室温不应低于15℃。

（4）空气浴持续的时间由开始时的几分钟逐渐延长至 10～15 分钟，20～30 分钟，如结合游戏或体操还可适当延长。

（5）冬季空气浴可在室内进行，预先做好通风换气，使室内空气新鲜，利用开窗来调节室温。

育婴小贴士

室外空气浴的环境要求

室外空气浴要求在天气晴朗、微风的情况下进行，最理想的气候条件是气温在 20℃ 左右，相对湿度为 50%～70%，时间最好选在早饭以后 1～1.5 小时，因为此时空气中灰尘杂质与有害成分较少，空气凉爽，对机体的兴奋刺激明显。地点应选择干燥、没有过堂风的背阴处。

（三）空气浴的注意事项

（1）眼睛不要直接照射，可以戴帽子。

（2）开始的时间要短。

（3）不要让中午的太阳直接照射到宝宝的皮肤，可以选择树荫等地方进行空气浴。阴天亦可带宝宝去室外散步。

（4）如果使用推车，要避开不平的路面。因为剧烈振动时，容易使宝宝的身体疲劳。

（5）当宝宝的脖颈挺立，能坐立时，爸爸妈妈可把宝宝放在宝宝车上，在室外转 30～40 分钟。

（6）等宝宝能自己站立、行走时，可以带着宝宝外出走走，晒晒太阳。每天在室外进行空气浴 1 小时。

二、日光浴

日光浴是利用阳光中的紫外线、红外线，促进宝宝生长发育，是在空气浴适应后进一步的体格锻炼方法。

（一）日光浴的好处

（1）有利于婴幼儿视觉发育。

（2）有利于婴幼儿长身体。

（3）促进钙、磷吸收，增强免疫能力。

（4）预防和治疗佝偻病。

（5）便于观察宝宝是否有皮肤黄疸或其他情况。

（二）日光浴的时间

日光浴的时间要根据不同的季节来选定。一般情况下，春秋季节一般以上午 10:00–11:00 时为宜，夏季一般在上午 8:00–9:00 为宜，冬季多在上午 10:00–12:00 为宜。

日光浴虽然有许多优点，但进行的时间也不宜过长，要根据婴幼儿不同的月龄以及个体适应能力而调整。日光浴比较充足时，要要注意及时补充水分。阳光光线较强时，要注意做好一定的防晒措施。

育婴小贴士

空腹或饭后 1 小时内不宜进行日光浴，日光浴后应及时补充水分。

（三）日光浴的要求

（1）选择清洁、平坦、干燥、绿化较好、空气流畅但又避开强风的地方。

（2）1 岁以上的宝宝可在气温 24℃～30℃的环境中进行日光浴，最初每次锻炼 2～5 分钟，逐渐延长到 30 分钟。

（3）根据不同的气温尽量暴露宝宝的皮肤。

（4）夏季进行日光浴时，为防宝宝晒伤，可适当使用防晒霜。

（四）怎样晒日光浴

（1）在天气温暖、无风的日子，给宝宝做空气浴和日光浴是非常合适的。

（2）新生儿先从室内晒太阳开始，可按下面的顺序进行。

①最初 2～3 天，可以从脚尖晒到膝盖，5～10 分钟即可。

②然后将范围从膝盖扩至大腿根部。

③除去尿布，可连续 2～3 天晒到肚脐，时间 15～20 分钟。

④最后可增加晒背部约 30 分钟。

育婴小贴士

　　如需到户外，可以出门前先开窗通风，让宝宝有一个适应的过程，此时要注意避免对流风，然后在保暖的情况下，到户外晒太阳。

（五）日光浴的注意事项

（1）注意保护宝宝的眼睛，头部上方应有遮阴的东西，如戴上凉帽或暗色护目镜。

（2）让宝宝在阳光下或阴凉处自由活动，以增加宝宝兴趣。

（3）不宜于空腹或饭后 1 小时内进行。

（4）避免过冷过热，炎夏和大风时不宜进行。

（5）日光浴后及时补充水分。

（6）观察宝宝反应，如发现满头大汗、面色发红应立即停止，尤其在夏季。

（7）注意日光浴后皮肤是否有灼伤、脱皮、皮疹、精神萎靡等。

（8）患有活动性肺结核、心脏病、消化系统功能紊乱、体温调节功能差、身体特别虚弱或神经易兴奋的宝宝不宜进行这种锻炼。

三、水浴

用水洗脸、洗脚、擦身或淋浴、冲洗、游泳等都称为水浴。新生儿及婴儿可进行温水浴。水浴锻炼是利用身体表面和水的温差来锻炼身体，此法更容易控制强度，充分发挥宝宝的个体特点。水浴一年四季均能进行。

（一）水浴的好处

（1）清洁皮肤。

（2）防止皮肤病。

（3）提高大脑对体温的调节能力。

（4）帮助睡眠。

（5）增强体质。

（二）水浴的要求

（1）对于健康宝宝来说，低于20℃的水温能引起冷的感觉；20℃～30℃为凉；32℃～40℃为温；40℃以上为热。

（2）水浴锻炼可以从温水逐渐过渡到冷水，切勿操之过急，以免受凉生病。1个月以内的婴儿可进行温水浴，1个月以后可逐渐向低温水浴过渡。

（3）要注意水温越低，与身体接触的时间应越短。

（三）水浴的环境

新生儿宜行温水浴。室温20℃以上，水温35℃左右。根据新生儿的适应情况，每隔2～3天降低水温1℃。

（四）水浴的注意事项

（1）脐带脱落之前，不能将新生儿泡在浴盆里洗澡，可以先洗上半身，擦干后再洗下半身。或者贴上护脐贴。

（2）新生儿身体不适时不要进行水浴。

（3）新生儿出水后要擦干身体，再做些柔和的运动保暖。

（4）注意观察新生儿的反应，如有异常应立即停止。

家博士答疑

问：宝宝满6月龄后，母乳就没有营养了？

答：实际上，宝宝满6月龄后，母乳并不是没有营养了，而是满6月龄之后，随着宝宝的成长，母乳的营养逐渐难以满足宝宝的发育需求，这时就要给宝宝添加辅食了。添加辅食是一个循序渐进的过程，在这个过程中，母乳仍然是宝宝最主要的营养来源，特别是满1岁以前。事实上，即使妈妈母乳哺喂几年，母乳都是非常有营养的，母乳的营养成分是会随着宝宝的成长发生变化的，就犹如我们大家熟知的奶粉是分段的。母乳中的抗体会保护宝宝不受环境中各种细菌的侵害，虽然这些抗体会随着宝宝的年龄增长而慢慢变少，但不会消失。

练习与提高

1. 不同月龄宝宝的喂养要点是什么？

2. 婴幼儿不同的喂养方式分别有哪些注意事项？

3. 婴幼儿开始添加辅食的时机是什么？

4. 怎样给婴幼儿正确地剪指甲？

5. 如何给婴幼儿穿脱衣服？

6. 怎样给宝宝养成良好的睡眠习惯？

7. 影响宝宝睡眠的因素有哪些？

8. 婴幼儿大小便的规律、状况及便后处理方式分别是什么？

9. 如何带宝宝做正确的"三浴"锻炼？

第四章 日常生活保健与护理

学习目标

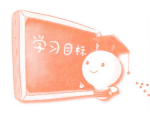

本章应掌握的基本知识要点：

（1）了解婴幼儿生长发育规律。

（2）熟悉婴幼儿常见疾病的预防方法。

（3）掌握患病婴幼儿的相关护理。

（4）了解婴幼儿预防接种前后的注意事项。

第一节　婴幼儿生长发育

生长是指儿童身体各器官、系统的逐步形成和长大，属于量变。发育是指细胞、组织、器官的分化和成熟，属于质变。两者紧密相连，缺一不可。婴幼儿生长发育不仅是体格的增长，神经心理的发育也同等重要。

一、生长发育规律及影响因素

（一）生长发育规律

1. 生长发育的连续性和阶段性

婴幼儿的生长发育是连续进行的，但各年龄段的生长速度不同。一般情况下月龄越小、体格增长越快。出生后会出现两次生长发育高峰，出生后的第一年是第一个生长发育高峰，身高增长 25 厘米，随后每年生长速度趋于稳定，青春期是出生后的第二个生长发育高峰。

2. 各系统器官发育的不平衡性

人体各系统器官的发育有先有后、快慢不一。例如，神经系统发育早，生殖系统发育晚，淋巴系统先快后慢，肌肉先慢后快等（图 4-1）。

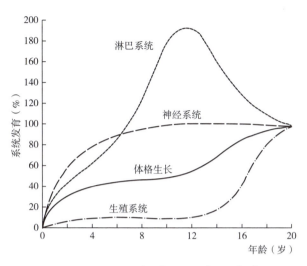

图 4-1　人体各系统器官发育表

3. 生长发育的顺序性

生长发育一般遵循由上到下、由近到远、由粗到细、由低级到高级、由简单到复杂的原则。例如，婴幼儿一般先抬头后抬胸再会坐、爬、立、行（自上而下）；先抬肩、伸臂，再双手握物，先控制腿再控制脚（由近到远）；先大把抓握—四指取物—两指取物—穿针引线（由粗到细）等。

4. 生长发育的个体差异性

婴幼儿生长发育在一定范围内受遗传和环境的影响，存在个体差异。因此，在评估婴幼儿发育时应充分考虑各种因素，综合考评才能作出正确的判断。

（二）影响生长发育的因素

1. 遗传

婴幼儿生长发育受父母遗传因素的影响，包括特征、潜力、趋向、限度等。许多身体方面的特征，如体形、体格、个性特征、肤色、发色、性成熟的早晚等都与遗传有关。遗传性疾病无论是染色体畸变或代谢缺陷，对生长发育均有影响。

2. 环境

（1）孕母因素。

孕母的生活习惯、健康状况、情绪等都会影响胎儿的生长发育。例如，病毒感染会导致胎儿先天性畸形；营养不良会引起胎儿发育迟缓，严重者甚至流产或早产。

（2）营养因素。

营养状况是影响婴幼儿生长发育最重要的因素，每个年龄段对营养的需求不同，合理的营养是促进婴幼儿生长发育的保障。

（3）生活环境。

自然环境（空气、阳光、水、食物、土壤等）和社会环境（人文关系、经济条件、生活方式）是促进儿童生长发育的重要外部因素。

3. 疾病

疾病会影响婴幼儿的生长发育。

4. 性别

婴幼儿的性别不同，会有生长发育的差异，因此在评价时应按男女标准分别进行。0～3岁儿童身高标准见表4-1。

表4-1　0～3岁儿童身高标准（厘米）

性别 生长期	男童身高标准			女童身高标准		
	我国0～3岁儿童身高标准（厘米）			我国0～3岁儿童身高标准（厘米）		
	年龄（岁）	身材矮小	正常身高	年龄（岁）	身材矮小	正常身高
生长 快速期	0岁	48.1	50.4	0岁	47.5	49.7
	1岁	73.1	76.5	1岁	71.6	75
	2岁	84.1	88.5	2岁	82.9	87.2
	3岁	91.9	96.8	3岁	90.8	95.6

二、体格生长的常用指标及测量方法

（一）体重

身体各器官、组织和体液的总重量是反映婴幼儿体格生长，尤其是营养状况的重要指标。婴幼儿年龄与体重的推算见表4-2。

年龄越小体重增长越快。0～3个月婴儿体重平均每月增长600～1000克，6个月平均体重是7.26千克，是生长的第一个高峰。7～12月体重增长缓慢，每月平均300～400克。2～12岁体重增长缓慢并趋于稳定，每年平均增加2～3千克。

推算公式如下：

1～6月：体重（千克）= 出生体重（千克）+ 月龄 ×0.7

7～12月：体重（千克）= 出生体重（千克）+ 月龄 ×0.7+（月龄 –6）×0.3

2岁以后：体重（千克）= 年龄 ×2+9（kg）

表4-2　婴幼儿年龄与体重推算表

年龄（月）	体重（千克）	倍数
出生时	3	0
3个月	6	2
12个月	9	3
24个月	12	4

1. 体重测量法

空腹、排空大小便后；脱去衣裤、鞋袜后进行测量；尽量相对固定时间。称量时不可摇晃或接触其他物体，计算时应准确减除衣物的重量。

2. 体重秤的选择

（1）小婴儿用盘式杠杆秤测量，精确读数至10克。

（2）1～3岁幼儿用坐式杠杆秤测量，精确读数至50克。

（3）3岁以上儿童用站式杠杆秤测量，精确读数至50克。

（二）身高（长）

身高为头、脊柱和下肢的总长度。3 岁以下儿童应仰卧位测量，称为身长。婴幼儿出生时的平均身长为 50 厘米。生后第一年身长增长速度最快，平均增长约 25 厘米，1 周岁时达到 75 厘米。2 周岁增长速度减慢，平均为 10 厘米，身长约 85 厘米。2 ～ 12 岁青春期前的身高公式推算：身高（长）（厘米）= 年龄 ×7+77（厘米）

测量方法：

3 岁以下用量板卧位测身长。儿童脱帽、鞋袜及外衣，仰卧于量板中线上，头顶接触头板，测量者一手按直儿童的膝部，使两下肢紧贴底板，一手移动足板紧贴儿童足底，并与足底相互垂直，精确读数至 0.1 厘米。3 岁以上可采用身高计或固定在墙上的软尺进行测量，儿童脱帽、鞋，直立，两眼直视前方，足跟靠拢，足尖分开约 60°，臀部和两肩都接触立柱或墙壁，测量者移动身高计使头顶板与儿童的头顶接触，板呈水平位时，精确读数至 0.1 厘米。

（三）头围和囟门

1. 头围

头围是自眉弓上缘经枕骨结节绕头一周的长度，是反映脑发育的重要指标。头围大小与年龄对照见表 4-3。

表 4-3　头围大小与年龄对照表

年龄	出生时	1 周岁	2 周岁	5 周岁	15 周岁
头围（厘米）	33 ～ 34	46	48	50	54 ～ 58

测量方法：测量者将软尺零点固定于头部一侧眉弓上缘，使软尺紧贴头皮绕枕骨最高点及另一侧眉弓上缘回零点，精确读数至 0.1 厘米。

2. 囟门

囟门是指由额骨和顶骨形成的菱形间隙，也是评价颅骨发育的指标之一，出生时为 1.5～2 厘米（对边中点连线长度），1～1.5 周岁闭合，超过 2 周岁未闭合应及时检查。

育婴小贴士

前囟早闭或过小见于小头畸形；前囟迟闭、过大见于佝偻病、脑积水、先天性甲状腺功能低下症等；前囟饱满提示颅内压增高；前囟凹陷则多见于脱水或极度消瘦者。

（四）胸围

胸围是指沿乳头下缘水平经肩胛骨角下绕胸一周的长度，反映肺和胸廓的发育。

测量方法：取卧位或立位，两手自然平放或下垂，测量者一手将软尺零点固定于一侧乳头下缘（乳腺已发育的女孩，固定于胸骨线第 4 肋间），一手将软尺紧贴皮肤，经两肩胛骨下缘回至零点。取平静呼气和吸气时的平均值，精确读数至 0.1 厘米。

三、神经心理发育及评价

婴幼儿时期是大脑发育最迅速的时期，也是神经系统发育的关键时期。在出生时幼儿的脑重量为 370 克，6 个月时脑重量就达到 600～700 克，2 岁时达 900～1000 克，7～8 岁时便已接近成人。脊髓在出生时已基本成熟，但神经纤维髓鞘化在 4 岁时完成，所以婴幼儿时期对于各种刺激易于泛化。在出生时婴幼儿就具备一些先天性的反射，如寻乳、吸吮、吞咽、拥抱、握持等，随着年龄段增加一些反射会消失，如寻乳反射等。神经心理的发育是在神经系统成熟的基础上进行的，它包含感知觉、运动、语言、情感与思维等。

（一）感知觉的发育

感知觉是人脑对于当前事物作用于身体感受器官的客观事物的反

映，包括视觉、听觉、嗅觉、味觉、皮肤感觉和知觉。

1. 视觉的发育

新生儿在出生后就有视觉感应系统，但不灵敏，只有在15～20厘米的范围才最清晰。2个月时头能跟随物体转动90°，开始出现头眼协调；3～4个月头眼协调能力变强，头可以随物体转动180°，喜欢看自己的手并会追寻人和物。6个月喜欢看鲜艳的颜色并认识妈妈及常见的物品，如奶瓶。9个月时可以较长时间地看3～3.5米处的物体。

2. 听觉的发育

出生时因耳鼓室无空气和羊水的潴留，故听力较差，3～7天听力已发展良好，这时低调的声音可使新生儿安静；1个月时能分辨pa、ba的声音；3个月可寻声，听到声音会寻找声源；6个月听到自己名字有反应，能分辨父母的声音；9个月能确定声源并能区别语言的意义；1岁听懂自己名字；2岁能听懂简单吩咐；4岁听觉发育基本完善。

3. 味觉和嗅觉的发育

味觉和嗅觉出生时已发育完善，对各种味道会产生不同的反应，尤其对乳香味更为敏感。3～5个月时能分辨好闻和难闻，对事物的微小变化很敏感，故应在此时及时添加辅食，使其习惯不同食物的味道，避免出现挑食、偏食。

4. 皮肤感觉的发育

皮肤感觉包括浅感觉（触觉、痛觉、温度觉）和深感觉（振动觉、位置觉、运动觉、关节觉）。新生儿触觉很灵敏，痛觉迟钝，疼痛刺激后容易出现泛化。新生儿温度觉也很灵敏，冷的刺激能引起新生儿明显反应。2～3岁能通过触摸分清物体冷热硬软属性。5岁能分辨物体体积和重量。

5. 知觉的发育

知觉是人对事物各种属性的综合反映，是在视、听、嗅、味、触和语言的共同作用下发展的。1岁开始有了空间和时间的知觉，3岁辨上下，4岁辨前后，4.5岁有了时间观念，知道今天、明天、后天及四季的概念。

（二）运动的发育

运动发育也可称为神经运动发育，分为粗大动作发育和精细动作发育。

1. 粗大动作发育

是婴幼儿大脑成熟的一项重要指标，在一定程度上可反映大脑皮质神经活动的发展，可以促进大脑发育的协调性。简单地可将粗大动作归纳为：二抬四翻六坐七滚八爬周会走。新生儿时期由于颈部肌肉无力可试抬头1～2秒。2个月垂直抱时能抬头，3个月时俯卧抬胸，4个月翻身，5个月扶立，6个月独坐，7～8个月可爬行，10个月扶走，1岁蹒跚学步，1.5岁独自走稳，2岁双腿跳，2.5岁独脚站立，2～3岁可登楼梯，4～5岁能快跑。

2. 精细动作发育

婴幼儿精细动作发育主要体现在手指、手腕、手掌等部位的活动能力，手眼协调的能力。新生儿出生后两手呈紧握拳状态；2个月时握拳姿势逐渐松开在胸前挥动；3～4个月握持反射消失并有意取物；6～7个月独立玩弄玩具并能敲、打、换手；9～10个月可三指取物；15个月会涂画、翻书并尝试用匙；18个月叠2～3块积木；24个月叠6～7块积木，能拿水杯喝水；3～4岁穿脱简单衣服。

（三）语言的发育

语言是人类特有的高级神经活动，是学习、社会交往和个性发展的重要能力。婴幼儿时期是学习语言的最佳时期，这时的大脑皮质语言区特别敏感，容易对听到的声音进行记录和整理。语言的发育必须具备正常的听力、发音器官和大脑功能，经过发音、理解和表达3个阶段。

1. 发音阶段

新生儿出生后会哭叫；1～2个月时通过不同的音调来表达需求，2个月时能发 a、i、u；3个月出现喃喃之声；5～6个月发出单音节；7～8个月会发复音；9～10个月模仿和重复成人的发音。

2. 理解阶段

婴幼儿通过视、听、触逐步理解一些日常生活中常见的物品，如桌子、沙发、灯等。父母及时对孩子的应答和互动有助于孩子语言的发育，在幼儿能说10个词的时候已经能理解50个词了，因此理解是语言发展的基础，听懂话是说话的前提。

3. 表达阶段

婴幼儿理解成人的语言是按照名词—动词—其他词类的顺序进行的，所以成人在教婴幼儿时一定是先教名词，然后是动词，最后才是形容词。婴幼儿1岁时可说单字，慢慢从短句发展到复杂的长句。4～5岁时说话全部能听懂，6岁能流利地表达。语言的发育与性别有一定的关系，一般女孩发育较早，男孩稍晚。语言的发育还有两个关键期，这两个时期是训练的最佳时期，一个是理解语言期在9～24个月，一个是表达语言期在2～4岁。孩子说话的早晚和父母的关注与教育是密不可分的。

育婴小贴士

孩子说话晚的原因：

1. 辅食添加过晚或过于精细。

2. 口欲期没有得到充分的满足。

3. 家长包办代替过多。

4. 生活中沟通少、语速过快或语种不统一（方言）。

5. 家庭氛围不和谐。

6. 没有给表达的机会。

7. 强迫在人前表演。

第二节　婴幼儿常见病的预防

一、婴幼儿湿疹

（一）湿疹的表现与类型

湿疹即特应性皮炎，又称为遗传过敏性皮炎，是一种慢性、复发性、炎症性皮肤病。多于婴幼儿时期发病，并迁延至儿童和成人期，多见于喝配方奶的宝宝。湿疹主要分布在头面部，如脸蛋、脑门、头皮、眼眉、头顶、后脑勺等处。其皮肤表现为：皮肤红斑—丘疹—疱疹—糜烂—渗出—结痂—痂脱落后会有皮屑。常见的婴幼儿湿疹有三种类型：渗出型湿疹、干燥型湿疹和脂溢型湿疹。

（二）引起湿疹的原因

婴幼儿湿疹目前认为与遗传、环境、免疫、生物因素有关，发病主要是遗传因素和环境因素的共同作用。其中遗传因素发挥着重要作用，有过敏体质家族史的婴幼儿更容易发生湿疹。主要原因是对食入物、吸入物或接触物不耐受或过敏所致。环境因素特别是生活方式的改变（如过度洗涤、饮食、感染、环境改变等）是本病发病重要的危险因素。

（三）湿疹的特点

瘙痒剧烈，易反复发作，对称性分布。

（四）湿疹的应对

1. 环境

对于患有湿疹的宝宝，要注意室内环境的温度和湿度，一般保持在温度22℃～24℃，湿度50%～60%，过冷、过热、过湿、过干都会加重或促进湿疹的发生。宝宝的房间尽量采取湿式打扫，避免灰尘，避免花粉及动物毛发等。

2. 饮食

乳母要注意饮食清淡，忌油腻辛辣，避免一些易过敏的食物，如鱼虾、花生、牛奶、米酒等；配方奶喂养的宝宝在选择奶粉时建议选择低敏奶粉（可用豆浆、羊奶等代替牛奶喂养）。

3. 日常护理

（1）皮肤护理：保持皮肤清洁、保湿、滋润，常规保湿每天两次；如果皮肤特别干需要加强护理，每3小时一次。

（2）洗澡：患有湿疹的宝宝能不能洗澡一直存在争议，其实主要看宝宝皮肤的状态，如果皮肤有破溃建议暂停洗澡，以免发生感染；如皮肤完整则可以洗澡，但洗澡时需要注意水温不宜过高，一般35℃～38℃；洗澡时间不宜过长，在10分钟内完成；洗完澡3分钟内尽快涂抹润肤乳，以便更好地锁住水分。最后建议沐浴液少用或不用，忌用肥皂及刺激性的物品，洗澡时手法要轻柔。

（3）衣物选择：选择纯棉的、宽松的、纯色的，不要给宝宝穿太多。

（4）宝宝患湿疹时应到医院让医生诊断后再遵医嘱用药。

育婴小贴士

痱子与湿疹的区别

1. 时间不同：痱子多发于夏天，湿疹一年四季无季节性。

2. 部位不同：湿疹主要是在后脑勺、耳部、面部、眉毛等部位。痱子出现在多汗部位，如额头、背部、颈部、胸部等。

3. 形态不同：湿疹是对称性分布，容易反复发作。而痱子是皮肤发红有斑丘疹，是汗腺的轻度发炎，摸起来有扎手的感觉。

二、尿布疹

尿布疹又称为红臀或尿布皮炎，是指在婴幼儿肛门附近、臀部、会阴部等处皮肤发红，有散在斑丘疹或疱疹，严重时会发生糜烂，出现皮肤破溃。

（一）引起尿布疹的原因

（1）婴儿尿布或纸尿裤更换不勤，导致尿便分解后出现的氨伤害宝宝肌肤。

（2）尿布洗涤不干净，或纸尿裤过敏以及纸尿裤尺寸不合适。

（3）与皮肤清洗不干净及宝宝皮肤娇嫩有关。

（二）尿布疹的预防

每次宝宝换纸尿裤一定要用清水清洗干净宝宝臀部，用柔软的干毛巾或者干纸巾把水攃干，然后擦上护臀膏。勤洗、勤换、勤抹膏。

（三）尿布疹的应对

（1）用绿茶熬水烧开后 15 分钟左右，把绿茶水晾凉至 38℃～40℃。用晾凉的茶水清洗宝宝臀部，然后用柔软的干纸巾将臀部的水擦干。

（2）遵医嘱擦上金盏花护臀膏或鞣酸软膏。

（3）尿布疹时一定要注意经常更换纸尿裤或纸尿布，保持婴幼儿臀部清洁、干爽且涂好护臀霜，做好防护措施。

（四）注意事项

（1）婴儿大便后要及时更换纸尿裤。

（2）女孩清洗会阴要从前往后清洗，如果逆行会引起尿道感染。

（3）清洗臀部最好用流动的水。

（4）如果宝宝没有每天洗澡的习惯，那每天睡前一定要清洗小屁股。

三、鹅口疮

（一）鹅口疮的症状

鹅口疮也称为"雪口病"，是 1 岁以内宝宝常见的口腔炎症。起初口腔、舌头黏膜表面覆盖白色凝乳样小点，慢慢融合成片，如不及时处理可蔓延至咽喉部，出现吞咽困难和呼吸困难。

（二）引起鹅口疮的原因

（1）奶具消毒不干净。

（2）接触感染白色念珠菌的食物、衣物或玩具等。

（三）护理方法

（1）妈妈在每次喂奶前清洁乳房，保持乳房干净。

（2）保持婴幼儿口腔清洁。

（3）涂抹药物。

把制霉菌素片磨成粉末兑奶水（可用香油、温水、鱼肝油）调成糊状，用棉签涂抹在患处，擦拭 1 ～ 2 天再观察口腔内的情况，一般 3 天就好了，好了之后还要进行巩固。或去医院，遵医嘱。

（四）注意事项

鹅口疮主要是由于入口物品不清洁而引起，所以可从以下几个方面去预防。

（1）母乳喂养的要保证乳房的清洁。

（2）配方奶喂养的要注意奶具的清洁消毒。

（3）宝宝用的衣物、玩具及时清洁和消毒。

（4）做好宝宝口腔的清洁。

（5）增强宝宝免疫力。

（6）忌滥用抗生素。

（7）注意宝宝口腔卫生，鼓励宝宝多喝水，不要强行擦拭白斑，以防损伤宝宝的口腔黏膜。

四、婴幼儿急疹

婴幼儿急疹也称为玫瑰疹，是由病毒引起的一种婴幼儿时期常见的出疹性传染病，主要通过空气飞沫传播。

（一）常见症状

1. 发热

体温可达 39℃以上。吃退热药，打退热针都不见好转。宝宝精神尚好，没有食欲不振等情况发生。

2. 出疹

发热 3～4 天后，体温迅速下降，并出现红色斑丘疹，由颈部和躯干部开始，迅速蔓延至全身，面部及四肢末端较少。

3. 其他症状

包括眼睑水肿、前囟隆起、咳嗽、腹泻、惊厥等。部分患儿颈部淋巴结肿大。

（二）护理方法

（1）让患儿多休息，室内要安静，空气新鲜，被子不能盖得太厚太多。

（2）要保持皮肤的清洁卫生，经常给孩子擦去身上的汗渍，以免着凉。

（3）给孩子多喝些开水或果汁水，以利出汗和排尿，促进毒物排出。

（4）饮食要有规律，宜清淡为主，注意营养搭配，培养不偏食、不挑食的饮食习惯。

（三）注意事项

这种发热后的出疹，既不怕风，也不怕水，不需要特别护理，等待几天会自行消退。出疹期间，不痒不痛，不需要特别治疗。疹退后不留痕迹，更不会留瘢痕。热退后出疹，即是疾病即将痊愈的征象。

五、手足口病

（一）引起手足口病的常见原因

有多种肠道病毒可引起手足口病。最常见的是由柯萨其病毒群引起的一种急性传染病，具有中度传染性，多发于夏季、春秋季节。

（二）一般症状

手足口病主要发生在 5 岁以下的孩子，潜伏期平均为 3 ～ 5 天，有低热、全身不适、腹痛等前驱症。1 ～ 2 天内口腔、咽、软腭、黏膜、舌、齿龈出现疼痛性粟粒至绿豆大小水疱，周围以红晕，破溃成小溃疡，由于疼痛，常流涎和拒食。同时手足亦出现皮疹。多数患儿在 1 周左右自愈，少数会引起肺水肿、心肌炎、脑膜炎等。

（三）护理方法

（1）本病流行期间不要带宝宝去公共场所活动。要注意保持家庭环境卫生，居室要经常通风，勤晒衣被。

（2）给宝宝多喝水，注意休息，宝宝使用的奶瓶、奶嘴使用前后应充分清洗消毒。

（3）注意环境和个人卫生可以大幅度减少感染机会。

（4）加强宝宝的营养，作息时间规律化。

（5）不喝生水，蔬菜、瓜果一定要洗净才吃，饭前便后洗手。

（四）注意事项

（1）宝宝出现相关症状要及时到医疗机构就诊。

（2）要及时对患儿的衣物进行晾晒和消毒，对患儿粪便及时进行消毒处理。

（3）轻症患儿不必住院，宜居家治疗、休息，以减少交叉感染。

六、发热

发热就是体温升高，是婴幼儿最常见的症状。如果宝宝测出来的体温高于 37.5℃，则表示已经发热。婴幼儿年龄越小，体温调节就越差，体温就越容易出现波动。

（一）引起发热的原因

1. 外在因素

婴幼儿体温受外在环境影响，如天热时衣服穿太多、水喝太少、房间空气不流通等。

2. 内在因素

感冒、气管炎、喉咙发炎或其他疾病等。

3. 其他因素

如预防注射引起的，包括麻疹、霍乱、白喉、百日咳、破伤风等反应。

（二）护理方法

（1）多给宝宝喝温开水，加速新陈代谢。

（2）可及时给予物理降温，贴退热贴或用温热的水浸湿毛巾，把毛巾挤干，放在宝宝的额头、后脑勺处，温水擦拭身体。

（3）随时观察宝宝的体温情况，1 小时测试一次。

（4）体温高于 38.5℃要遵医嘱服用婴幼儿专用退热药，及时到医院就诊。

育婴小贴士

婴幼儿发热禁用酒精擦拭

1. 因为婴幼儿皮肤屏障不完善，酒精易经皮肤吸收入血，加重肝肾的代谢负担。

2. 酒精易过敏，容易让婴幼儿出现过敏反应。

3. 入血后的酒精会对神经系统产生影响。

七、肺炎

婴幼儿肺炎是婴幼儿时期的常见病，也是死亡的常见原因。其主要表现为发热、咳嗽咳痰、呼吸急促、呼吸困难。

（一）引起肺炎的原因

引起肺炎的原因有感染性和非感染性两个方面，感染性包括细菌、病毒、衣原体、支原体、真菌等；非感染性的主要见于异物吸入，如由于呛奶，奶液进入气管而引起的肺炎等。

（二）肺炎的防治与护理

肺炎的防治与护理主要包括以下几个方面。

（1）环境。

婴幼儿室内要求阳光充足、空气新鲜，清扫时湿式打扫防灰尘，室温最好在18℃～22℃，湿度55%～65%。家里最好安装温湿度计，以便调控室内温湿度。每天进行开窗通风2～3次，每次20～30分钟。

（2）病情观察。

主要从四个方面观察。

① 咳嗽、呼吸增快：肺炎时婴幼儿呼吸增快，如果新生儿呼吸超过60次/分，2～12个月超过50次/分，1～5岁超过40次/分说明患有肺炎。呼吸增快同时伴有胸凹陷、呼吸困难、喉喘鸣等提示病情严重，应立即至医院就诊。

② 精神状态：肺炎时婴幼儿精神状态不佳，常伴有烦躁、哭闹不安，严重者惊厥或嗜睡、昏迷等。

③ 饮食：患肺炎时婴幼儿饮食显著下降，常不吃奶、不吃东西并时常有呕吐现象。

④ 睡眠：患肺炎后婴幼儿睡眠不安，爱哭闹，夜里呼吸困难加重。

（3）生活护理。

① 婴幼儿患病后抵抗力低，对环境适应能力差，所以尽量避免交叉感染，家人患感冒或其他呼吸性疾病后应尽量与婴幼儿隔离。

② 对于小月龄宝宝喂奶时须细心，避免呛奶、溢奶和呕吐，以免误吸入肺。

③ 要多带婴幼儿进行户外运动，锻炼身体，练习抗寒能力，多晒太阳。

④ 给予必需及足够多的营养，及时和合理地添加辅食。

八、腹泻

婴幼儿腹泻多发生在 2 岁以内，是造成婴幼儿生长发育障碍、营养不良及死亡的重要原因之一。常表现为每日排便十余次甚至更多，大便为水样便或呈蛋花样，轻症腹泻的宝宝一般精神状态较好，没有脱水症状，体温大多正常，偶有低热；重症的腹泻常有呕吐、食欲低下、脱水、发热等症状，患儿精神萎靡、烦躁不安、意识朦胧，甚至昏迷。

（一）引起婴幼儿腹泻的原因

1. 感染

由于婴幼儿免疫力低，防御功能差，肠道内病毒、细菌、真菌、寄生虫等感染，或上呼吸道感染、肺炎、中耳炎、肾盂肾炎都会引起腹泻。

2. 饮食

婴幼儿生长发育快，需求高而消化系统发育还不完善，容易出现消化不良。比如喂养不当时，过多或过少，过早添加淀粉类或脂肪类食物等都会引起腹泻；过敏体质的宝宝对牛奶、花生或鱼虾出现过敏也会引起腹泻。

3. 其他

气候的突然改变、腹部受凉也会诱发腹泻。

（二）护理方法

（1）注意卫生习惯的养成，饭前便后勤洗手，做好饮食卫生，选择新鲜食材，所用餐具注意消毒。

（2）添加辅食时须根据婴幼儿的发育情况适时添加，避免宝宝食用已确定的过敏食材。

（3）在季节转换时应注意做好宝宝的保暖。

（4）增强婴幼儿的抵抗力，预防感染性疾病的发生。

（5）喂以较清淡的辅食，不要喂较难消化的肉类或生冷食品。

（6）勤洗手、勤剪指甲，勤换洗宝宝的衣物、卧具、餐具和玩具。

（7）不要给宝宝吃生冷或不洁净的食物。多给宝宝喂温水、淡盐水等，防止脱水。

（三）注意事项

（1）不要让腹泻的宝宝禁食，但须遵循少食多餐的原则，每日至少进食6次。

（2）母乳喂养的宝宝继续吃母乳，但妈妈的饮食含脂量要低些，否则会使宝宝的腹泻加重。

（3）6个月以内人工喂养的宝宝，可按平时量喂奶。

九、便秘

便秘时常表现为大便干燥坚硬、次数减少、间隔时间延长等。

（一）引起便秘的常见原因

1. 饮食因素

配方奶粉喂养婴幼儿，冲得太浓或糖分过少，都易引起便秘。婴幼儿不吃或少吃蔬菜等含纤维素较多的食物，也容易引起便秘。

2. 习惯因素

没有养成良好的定时定点排便习惯，有时因大便干燥，排便疼痛，宝宝怕痛不肯排便，隔得时间越久，便秘越严重。

3. 疾病因素

睡眠不足，饮食失调，外界刺激以及水的摄入量过少，都可能直接影响婴幼儿内分泌的正常运作，也有可能造成便秘。

（二）判断宝宝便秘的方法

（1）看宝宝排便的状态。

（2）看宝宝大便的形状和颜色。

（3）看宝宝排便的次数。

（三）护理方法

（1）多吃含纤维素丰富的食物，主要为蔬菜和水果，如梨、葡萄、桃、火龙果、胡萝卜、青豆、豌豆等。

（2）控制儿童碳酸饮料的摄入和其他零食。喝牛奶的小婴儿，可适当多加一些糖，还可加些米汤，同时可给橘汁、菜汤等以防大便过干、过硬造成便秘。

（3）让宝宝多喝水。

（4）需要培养定时排便的习惯。

（5）配合适当的腹部按摩和运动，加速肠道蠕动。

第三节　患病婴幼儿的护理

　　婴幼儿时期免疫系统尚未完全建立，抵抗力很低，容易患病。俗话说"三分治疗七分护理"，可见护理的重要性，若婴幼儿患病后护理不当将会由小病转大病甚至对幼儿的生长发育造成影响。那我们应该对患病的婴幼儿做哪些护理呢？

一、观察

　　观察是婴幼儿护理非常重要的一环，婴幼儿表达能力有限，有时不能及时表达身体的不适，他们的身体状况需要细心地观察。婴幼儿疾病发展快，若不及时治疗将会延误病情。所以要注意观察幼儿的神志、体温、呼吸、脉搏，还有面色、心理状态、哭声、大小便色泽及形状等，来判断病情轻重，作为治疗的依据。

1. 神志的观察

　　通过神志的观察可了解患儿神志是否清醒，以判断疾病的严重程度。

2. 体温的观察

　　发热时婴幼儿的常见症状，及时准确地监测体温有助于诊断和治疗，还能防止高热惊厥及退热虚脱。

3. 呼吸的观察

　　婴幼儿呼吸较成人快，年龄越小呼吸次数越频。呼吸的频率、节律及深浅是诊断肺部疾病的金标准。

4. 其他

　　其他各项指标也都显示疾病的程度，如营养不良患儿的体重增加表示疾病的改善。

育婴小贴士

　　婴幼儿感到不适的主要表现是啼哭，应仔细检查，要善于从婴幼儿日常生活表现中发现异常。

二、饮食

　　饮食营养是生长发育的物质基础，也是战胜疾病的必要保证。合理的营养并色、香、味、形俱佳的膳食可促进婴幼儿的食欲，以利疾病的康复。所以，选择各种可口的饮食增进食欲、促进消化吸收对疾病可起到恢复和治疗的辅助作用。饮食护理主要应做到定时、定量、优质等，选择婴幼儿生长发育所需又能消化吸收的食物。婴儿食物以乳品为主，牛奶、豆浆、蛋糕、烂粥等都可以选择；婴幼儿食物以细软、易消化、忌辛辣等刺激食物为主，减少油腻、煎炸熏烤食物。应根据婴幼儿需求给予相应的饮食，比如贫血应多吃高维生素、高蛋白及含铁量高的食物（蔬菜、水果、动物内脏、瘦肉），肥胖儿应以低脂、低糖、低热量饮食为主（多吃蔬菜、粗纤维食物）。

三、环境

　　婴幼儿居住环境应简洁、明亮、通风、舒适，每日湿式打扫，避免灰尘，室温维持在 18℃～22℃，湿度 55%～60%，每天通风 2～3 次，每次 20～30 分钟，以达到空气新鲜。避免婴幼儿到人员密集的场所，以免交叉感染。如果患有呼吸道疾患或其他传染性疾病，应注意隔离消毒。

四、其他

　　婴幼儿衣物勤更换、勤清洗、勤消毒。多参加户外运动，以增强体质，减少感染概率。

服务案例

育婴员不要随意给宝宝吃药

育婴员在照顾 18 个月的宝宝时，因宝宝食欲不佳，便私自购买健胃消食片，每天给宝宝服用长达 1 个月之久，造成了宝宝龋齿，经医生诊断后确定为与长期嚼服健胃消食片有直接关系。导致雇主要求赔偿。

家博士点评：

当宝宝身体出现任何不适时应及时就医，育婴员只是生活照料者，没有医护经验，不能擅自给宝宝服药或按自己的经验给宝宝进行非科学性护理。提醒育婴员在照顾宝宝时出现任何不适应及时去正规医院就医，按照医嘱正确地护理和调理，千万不能自作主张或凭经验私自给宝宝服药。

第四节　婴幼儿预防接种

婴幼儿正处在生长发育的关键时期，免疫功能较差，对疾病的抵抗力较弱，容易受多种传染病的侵袭，如麻疹、猩红热、百日咳、腮腺炎、流行性脑脊髓膜炎、乙型脑炎、结核性脑膜炎等，都可威胁婴幼儿的身体健康。如果不积极预防、及时治疗，严重者可造成终身残疾，甚至危及生命。按照国家计划免疫的要求，宝宝出生以后要定期接种多种预防疾病的疫苗。

育婴小贴士

接种疫苗前一周要精心照顾宝宝，减少感冒等不适的症状；如宝宝有不适症状，待康复后再接种疫苗；接种疫苗前对医生如实回答宝宝的情况。

一、预防接种程序

我国规定的五种婴幼儿必须接种的疫苗为：乙肝疫苗、卡介苗、脊髓灰质炎减毒活疫苗、百白破三联疫苗和麻疹减毒活疫苗。随着科学技术的发展，预防接种制剂有了显著的发展，品种不断增加，质量逐步提高。我国计划免疫程序是通过大量科学实验而制定，有严格的操作程序，不能随意更改。

二、疫苗接种

疫苗接种见表4-4。

表4-4 疫苗接种表

年龄	疫苗名称	针（剂）数	可预防疾病
出生	卡介苗	初种	结核病
	乙肝疫苗	第一针	乙型病毒性肝炎
1月龄	乙肝疫苗	第二针	乙型病毒性肝炎
2月龄	脊灰疫苗	第一剂	脊髓灰质炎
3月龄	脊灰疫苗	第二剂	脊髓灰质炎
	无细胞百白破疫苗	第一针	百日咳、白喉、破伤风
4月龄	脊灰疫苗	第三剂	脊髓灰质炎
	无细胞百白破疫苗	第二针	百日咳、白喉、破伤风
5月龄	无细胞百白破疫苗	第三针	百日咳、白喉、破伤风
6月龄	乙肝疫苗	第三针	乙型病毒性肝炎
	流脑疫苗	第一针	流行性脑脊髓膜炎
8月龄	麻风二联疫苗	第一针	麻疹、风疹
9月龄	流脑疫苗	第二针	流行性脑脊髓膜炎
1岁	乙脑减毒疫苗	第一针	流行性乙型脑炎

续表

年龄	疫苗名称	针（剂）数	可预防疾病
18 月龄	甲肝疫苗	第一针	甲型病毒性肝炎
	无细胞百白破疫苗	加强	百日咳、白喉、破伤风
	麻风腮疫苗	第一针	麻疹、风疹、流行性腮腺炎
2 岁	甲肝疫苗	第二针	甲型病毒性肝炎
	乙脑减毒疫苗	第二针	流行性乙型脑炎
3 岁	流脑疫苗（A+C）	加强	流行性脑脊髓膜炎（A 群和 C 群）

三、预防接种前后注意事项

疫苗多是用病菌、病毒或其产生的毒素制成，经过杀灭或减毒处理后仍有一定的毒性，接种后可能会发生一些反应，轻则皮疹，重则休克。大多数婴幼儿不会出现严重的反应，但一部分儿童接种后会出现局部反应如红肿痒痛，还有一部分儿童会出现全身反应如发热、皮疹、头晕等。为避免混淆观察，婴幼儿疫苗接种前必须观察健康状况，如有身体不适，建议暂时不接种，待身体恢复后再补种疫苗。

（一）预防接种前出现以下情况需暂时不接种

（1）婴幼儿发热时不要打百白破三联疫苗。

（2）1 周内有发热、腹泻时不要口服婴幼儿麻痹症糖丸。

（3）空腹饥饿时不宜打疫苗，易发生低血糖反应。

（4）打针前做好婴幼儿思想工作，消除婴幼儿紧张心理。

（二）防疫接种后的注意事项

（1）打针后 2～3 天避免剧烈活动。

（2）注意婴幼儿注射部位的清洁卫生，防止局部感染。

（3）卡介苗接种后 2 周左右身体局部会出现红肿浸润，逐渐形成白色小脓疱，可自行吸收或穿破表皮形成浅表溃疡，通常 8 ～ 12 天结痂，一般不需要处理，注意清洁，痂脱落后会形成瘢痕。如遇脓疱迁延不愈或脓疱变大软化，应及时就医。

（4）脊髓灰质炎疫苗（糖丸）须用冷水服用，服药后 1 小时不能喝热水或乳汁，两者都可破坏疫苗效果。

（三）预防接种后的反应

1. 局部反应

接种后数小时至 24 小时左右，注射部位会出现红肿热痛，有时伴有局部淋巴结肿大或淋巴结炎，一般持续 20 多天。如果接种的是活疫苗，局部反应时间会更长。

2. 全身反应

接种 24 小时内出现不同程度的体温增高，多为中、低度发热，持续 1 ～ 2 天，接种活疫苗需要 5 ～ 7 天（潜伏期）才有体温升高。有时还伴有全身皮疹、腹泻、头痛等。

3. 异常反应

（1）过敏性休克：注射后数秒或数分钟内发生，如不及时抢救可危及生命。

（2）晕针：由于刺激性反射而引起周围血管扩张所致的一过性脑缺血。在紧张、恐惧、空腹、疲劳等情况下易发生。

（3）过敏性皮疹：荨麻疹最多见，一般于接种后几小时至 1 天内出现，服用抗组胺药即可。

（4）全身感染：有原发性免疫缺陷或继发性免疫破坏者，会在疫苗接种后扩散至全身。

家博士答疑

问：2个月宝宝总在半夜两三点哭闹是为什么？

答：如果宝宝除了每天晚上定点哭闹外无其他症状，白天精神状态、饮食、大小便等正常，排除器质性疾病外，考虑为肠绞痛。

肠绞痛一般发生在6个月以下的婴儿，连续3个星期或以上，每星期超过3天，每天3小时以上无缘由地哭闹，即使中途哭着睡着了，不到半小时又会哭醒，各种安抚手法虽然有效但是不能持久。可发生在任何时间，但几乎发生在每天的同一个时间段，一般多发于傍晚和晚上。哭闹时，小脸通红，双手紧握，身体蜷缩或不停地蹬着小腿，肚子鼓胀，脚掌发凉，看上去很不舒服。平时吃得好、睡得香，生长发育一切正常，平时看不出有什么问题。

如果是肠绞痛，我们可以用以下方法缓解。

（1）建议使用物理方法，不建议药物治疗。

（2）增加安全感：如裹抱被，用安抚奶嘴，轻轻晃动宝宝。

（3）转移注意力：带宝宝出去走走，洗个热水澡。

（4）按摩：婴儿抚触、腹部按摩、排气操、飞机抱、腹部保暖。

练习与提高

1. 对患病的婴幼儿应从哪些方面进行观察？

2. 运动发育包括哪两大发育，请分别阐述。

第五章 早期教育与智力开发

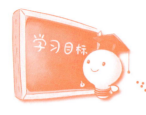

本章应掌握的基本知识要点：
（1）婴幼儿玩具的选择和使用。
（2）婴幼儿动作技能训练。
（3）婴幼儿语言开发。
（4）婴幼儿社会交往能力培养。
（5）婴幼儿早期智能训练计划。

第一节　婴幼儿玩具的选择和使用

一、1～3个月宝宝玩具的选择和使用

也许有些父母认为这么小的宝宝不需要什么玩具，他们根本不懂得玩耍。研究表明，即使新生儿也有很强的学习能力，从一出生，他们就会用自己的独特方式来认识周围的世界。不到1个月的宝宝，吃饱睡足后也能积极地吸收周围环境中的信息。

给这个年龄段宝宝提供的玩具要特别注意安全。首先，油漆和材质要无毒，以免宝宝把玩具放入嘴里时发生危险；其次，玩具里的小珠子和缝上去的装饰品应不易脱落，玩具的大小不能小于宝宝的拳头，以免被宝宝误食引起窒息。

从3个月开始，宝宝可以初步分辨各种颜色，对彩色（特别是黄色和红色）感兴趣。给宝宝提供色彩鲜艳的玩具，可以促进宝宝辨色能力的发展。

适合1～3个月宝宝的玩具有：

（1）摇响玩具：拨浪鼓、花铃棒、沙锤、沙蛋、铃鼓、三角铁等。

特点：当宝宝抓握拨浪鼓，摇动时可发出响亮的声音，也可大人摇动拨浪鼓，让宝宝寻找声源。

目的：锻炼宝宝抓握能力和听觉的认知。

（2）悬挂玩具：将一些铃铛、布制玩偶、塑料玩具悬挂在婴儿床拱架上。

特点：颜色鲜艳，可发出不同的声音，便于宝宝抓握、踢打，悬挂在床头能吸引宝宝的视线。

目的：吸引宝宝的视线，锻炼宝宝手眼协调、全身动作、视觉和听觉的认知。

（3）可发声玩具：将腕铃、脚环戴在宝宝的手腕和脚腕上。

特点：当宝宝肢体活动时可发出响亮的声音。

目的：可以做全身的活动，增加宝宝活动的兴趣。

（4）球类：触觉球。

特点：可以用触觉球按摩全身皮肤。对宝宝进行触觉的刺激。发出响亮的声音。

1～3个月宝宝玩具选择视频

育婴小贴士

宝宝成长的不同阶段都对应着不同的玩具，选择相应的玩具进行阶段式启蒙教育，可使育儿效果事半功倍。

二、4～6个月宝宝玩具的选择和使用

在这一阶段，手眼协调动作发生了，宝宝可以准确地把手伸向玩具，不像前一阶段手要在玩具周围转几圈才能拿到。宝宝可以做出一些简单而有效的动作：坐在桌边时，宝宝喜欢用手抓挠桌面，够桌上的玩

具；宝宝喜欢撕纸，会摇动和敲打玩具，记住不同的玩具有不同的玩法和功能；玩具掉了，宝宝会顺着掉的方向去看；并且两只手可以同时抓住两个玩具。

适合4～6个月宝宝的玩具有：

（1）浴室玩具：可以沉、浮的玩具，洗澡时放在澡盆或浴缸里。

特点：便于宝宝抓握，增加洗澡的乐趣。

目的：锻炼宝宝手眼协调能力、抓握能力、感知觉能力。

4～6个月宝宝玩具选择视频

（2）填充玩具：选择一些可发声的填充玩具，如娃娃、小猫、小猪等。

特点：可发声、有不同的名称。

目的：锻炼宝宝的社会行为和认知能力。

（3）球类玩具：大龙球（瑜伽球）。

特点：可以让宝宝俯卧在大龙球上玩，也可以用球在宝宝背部按摩。

目的：促进宝宝触觉的发育，锻炼肢体平衡。

（4）书籍：适合宝宝阅读的绘本。

特点：图画色彩丰富，内容充满趣味。

目的：促进亲子关系，从小培养宝宝的阅读兴趣和想象能力。

三、7～9个月宝宝玩具的选择和使用

宝宝的各种动作开始出现有意性：会有意识地把小铃摇响，会用一只手去拿东西，会把玩具拿起来在手里转来转去。宝宝的五个手指也有了分工，可以用大拇指和其他手指配合拿起玩具，还可以用拇指和食指捏起一些细小的东西。过了半岁，宝宝双手之间的"屏障"消

失了，他能够把玩具从一只手递到另一只手，拿着两块积木在手中对敲。

这个阶段常见的现象是给宝宝的玩具太多、太杂，显得"刺激过剩"，使得宝宝对满屋子的玩具不知所措。如果给宝宝过多的玩具，会使宝宝性格散漫，导致宝宝兴趣不专一，注意力不易于集中。给宝宝适度的几个玩具，只要启发宝宝多想些玩的方法，激发宝宝动手动脑的效果更好。

适合7～9个月宝宝的玩具有：

（1）拖拉玩具：拉绳音乐盒。

特点：可利用玩具上拴的绳把它拉过来，也可以捆在婴儿车上，让宝宝通过拉绳使音乐盒发出声音。

目的：提高宝宝对音乐的兴趣，锻炼宝宝手眼协调和解决问题的能力。

7～9个月宝宝玩具选择视频

（2）鼓类玩具：铃鼓、腰鼓、手拍鼓。

特点：随意敲打时可发出不同的声音，满足宝宝手部动作的需要。

目的：刺激宝宝的听觉，锻炼手眼协调和肢体运动能力，明白因果之间的关系。

（3）卡片类玩具：识物卡、闪卡、彩卡。

特点：卡片内容丰富，可带宝宝认识不同事物的名称。

目的：锻炼宝宝的语言和认知能力。

四、10～12个月宝宝玩具的选择和使用

宝宝拇指和食指的配合越来越灵活，能熟练地捏起小豆子；手眼协调有了很大的提高，宝宝喜欢尝试把豆子放入小瓶里；能把包玩具的纸打开，拿到玩具；拿着蜡笔，宝宝在纸上戳戳点点，并"嗯嗯哎哎"地让大人来看画出的笔道。

宝宝喜欢摆弄玩具，对感兴趣的事物长时间地观察。宝宝开始有记忆力，当育婴员说到小狗的时候，宝宝不用看实物或图片就能明白妈妈指什么，并用"汪汪"来表示；宝宝会记住事情，当育婴员放给熟悉的儿歌，会非常兴奋地发出"呼呼"的声音；经过餐桌，宝宝会伸手去够面巾纸盒，还记得把面巾纸一张一张抽出来的快乐。宝宝更喜欢玩藏东西的游戏，已经建立起"客体永久性"的概念，不会再犯"脱离视线，记忆消失"的"幼稚错误"。会推育婴员的手或看着育婴员的眼睛，恳求把够不着的玩具拿过来。

适合 10 ～ 12 个月宝宝的玩具有：

（1）动作类玩具：爬行隧道、不同颜色和大小的球。

特点：可以让宝宝爬行、拍打和踢球。

目的：锻炼宝宝大肌肉的运动和肢体协调能力，提高探索的意识。

10 ～ 12 个月宝宝玩具选择视频

（2）操作类玩具：套塔、套杯、积木、串珠。

特点：可以让宝宝按照大小、颜色、形状进行分类或垒叠。

目的：锻炼宝宝手眼协调能力，促进对大小、形状、颜色的认知和分类能力。

（3）音乐类玩具：玩具琴、仿真按键电话。

特点：可随意按键，满足宝宝手部动作的需要，根据不同的儿歌做动作。

目的：刺激宝宝的听觉和触觉，锻炼手指的灵活性、手眼协调和认知的能力。

五、13 ～ 15 个月宝宝玩具的选择和使用

这时宝宝的运动和感觉能力提高了，会模仿做操，和着节拍活动手

脚和身体。多数宝宝已经学会了走路，活动能力大大加强。也能说一些简单的词语来表达自己的需要，理解力和语言能力有了很大进步。手眼配合能力提高，喜欢用笔在纸上涂画。

适合 13～15 个月宝宝的玩具有：

（1）操作类玩具：套塔、积木、吹泡泡的玩具、宝宝电话。

目的：锻炼宝宝手眼协调能力，培养宝宝对大小、空间概念和因果关系的认知。

13～15 个月宝宝玩具选择视频

（2）运动类玩具：滑梯、秋千、攀登架、皮球。

目的：锻炼宝宝肢体协调能力，培养自信心和勇气。

六、16～18 个月宝宝玩具的选择和使用

这个年龄段的宝宝已经能够走得很稳了，偶尔也会打个趔趄，吓自己一大跳。也可以踮着脚尖自己够东西，够不着的东西也难不倒，踩个凳子就行了。宝宝的小手更是闲不住，各种东西宝宝都喜欢摆弄。最喜欢把东西塞到一个小洞里，然后再倒出来。宝宝的"画画"水平也提高了，能模仿大人画简单的线。而且宝宝已经知道用锤子敲打球、敲打钉子，不再把什么东西都拿来敲敲打打了。非常热衷于用手去探索世界，在这些探索和发现中，宝宝最初的独立倾向也悄悄地萌芽了。

适合 16～18 个月宝宝的玩具有：

（1）操作类玩具：具有不同颜色、形状、质地、声音的玩具，如套环、套筒、积木、串珠。

目的：锻炼宝宝精细动作，发展感知觉和认知能力。

（2）运动类玩具：能推拉的小

16～18 个月宝宝玩具选择视频

车、球类、沙包。

目的：促进宝宝大动作的发展。

（3）技能类玩具：小动物、交通工具、娃娃、小小生活用品、图书，能玩沙、玩水、拼搭、拼接的玩具。

目的：促进语言和认知能力，训练思维和动手能力。

七、19～24个月宝宝玩具的选择和使用

此阶段的宝宝除了快步走以外，还开始跑，会把球向前踢。2岁的宝宝可以搭约8层积木塔。宝宝爱插手家里所有的事情，如摆弄旋钮、开关门、按电灯开关等，这里有无限探索的乐趣，并从各种不同的尝试及错误中学习解决问题。宝宝会模仿画线条，单词量增加明显，开始把物品按形状和大小分类，依然爱玩遐想游戏。所以在玩具选择上，能给宝宝带来探索机会、让其突破限制、创造无限可能的玩具一定能受到青睐，比如可以反复拆卸再组装的玩具，能发展其动手能力和探索能力。另外，也可选择一些能锻炼宝宝体能的玩具。

适合19～24个月宝宝的玩具有：

（1）运动类玩具：各种大小的球，能推拉的玩具汽车。

目的：锻炼宝宝动手能力和探索能力。

（2）操作类玩具：涂鸦的笔和

19～24个月宝宝玩具选择视频

纸张，大小积木，简单的拼图，插孔游戏板。

目的：锻炼宝宝把物品按形状和大小进行分类，提高观察能力。

八、25～36个月宝宝玩具的选择和使用

此阶段的宝宝智力、语言、社交技能和情绪发展突飞猛进，正贪婪地拓展着自己的世界，越来越自信。宝宝会跑、会跳、会骑三轮车，会

画竖直线和横线，会替玩具上发条，会说的话越来越多，爱问"这是什么"。能集中注意力玩静态游戏，会配对物品和图片，能辨认几种颜色，开始对数字有概念，能完成三四块拼图。在玩具选择上，可以挑选能让宝宝分辨大小、颜色和数目的玩具，以及提高思维能力、语言能力、启发创意的玩具。

适合 25 ～ 36 个月宝宝的玩具有：

（1）操作类玩具：木板和卡片游戏、各种复杂的拼图、图钉板、磁性板或绒板、匹配和记忆游戏。

目的：锻炼宝宝精细动作和逻辑思维能力。

25 ～ 36 个月宝宝玩具选择视频

（2）创造类玩具：需要紧密地组装在一起的小物体，如给洋娃娃换装、小家具、小汽车、小农具。

目的：提高宝宝思维能力、精细动作能力，启发宝宝创意。

（3）技能类玩具：如扣扣子、系鞋带、拉拉链、按按扣，娃娃及其附属物，玩具动物，儿童用拖把、扫帚、簸箕，儿童照相机。

目的：锻炼宝宝精细动作、自理能力和生活性技能。

（4）体育类玩具：如绳圈、保龄球和靶子；小弹簧垫；各式各样的球；任何能动的和能激发孩子跑、追、摇，能扑上去、能跳起来的玩具。

目的：锻炼宝宝肢体协调能力和运动技能。

第二节　婴幼儿动作技能训练

一、婴幼儿粗大动作训练

（一）粗大动作概述

粗大动作是指宝宝的头部、颈部、躯干和四肢幅度较大的动作，如抬头、翻身、坐、爬、站、上下楼梯、四肢活动和姿势反应、躯体平衡等各种运动能力。

（二）粗大动作发展规律

（1）最初的动作是全身性的、笼统的、散漫的，以后逐步分化为局部的、准确的、专门化的。

（2）从上到下，从头到脚：婴儿最早的动作发生在头部，其次在躯干，最后是下肢。其顺序是沿着抬头、翻身、坐、爬、站、行走的方向循序渐进发展的。

（3）由粗到细，粗大动作发展遵循从大肌肉动作到小肌肉动作的发展规律。

> **育婴小贴士**
>
> 宝宝粗大动作发育顺口溜："一抬头、二举胸、三翻、六坐、七滚、八爬、周会走。"

（三）粗大动作训练内容

1. 抬头动作训练

适宜年龄：0～3个月。

练习次数：每天 4 ～ 5 次。

训练方法：

（1）竖抱抬头：喂奶后，在给宝宝拍嗝过程中，竖抱宝宝使其头部靠在育婴员的肩上，轻拍几下宝宝背部，然后不要扶住头部，让头部自然立直片刻，以促进宝宝颈部肌肉力量的发展。

宝宝俯卧抬头训练视频

（2）俯腹抬头：宝宝空腹时，育婴员用枕头稍垫高头部，让宝宝自然俯卧在育婴员的胸前，把双手放在宝宝脊部按摩，并用温柔的声音引逗宝宝抬头。

（3）俯卧抬头：两次喂奶之间让宝宝俯卧在床上，抚摩宝宝背部，并用带有声响、颜色鲜艳的玩具在距离宝宝 20 厘米处引逗宝宝抬头，并逐步向左右侧转动玩具，逗引宝宝转头能力的训练。一开始宝宝可能只抬头 1 ～ 2 秒，随着逐步训练，宝宝抬头时间逐渐增长，同时宝宝抬头高度由最初的 30° 逐步到能够俯卧抬胸。

2. 四肢运动训练

适宜年龄：3 ～ 6 个月。

练习次数：每天 4 ～ 5 次。

训练方法：

（1）全身被动操：抓住宝宝的双手，做上、下肢运动。

宝宝上肢被动操视频

（2）"氢气球动一动"游戏：选择颜色鲜艳的氢气球，绑到宝宝的手腕上。一开始被动地抓住宝宝的小手，晃动氢气球，吸引宝宝的注意，让宝宝动动氢气球。

宝宝下肢被动操视频

3. 翻身动作训练

适宜年龄：3～5个月。

训练次数：每天4～5次。

训练方法：

宝宝翻身训练视频

（1）侧卧：喂奶拍完嗝后，在宝宝的背部放一个小枕头，让宝宝进行右侧卧位，同时平时也要注意让宝宝进行左侧卧位，锻炼宝宝身体躯干两侧的肌肉力量，为翻身做准备。

（2）被动翻身：两次喂奶中间，宝宝处于觉醒状态时，将宝宝放置硬床板上，取仰卧位，注意宝宝衣服不要穿得太厚，把宝宝左腿放在右腿上，以你的左手握宝宝左手，右手轻轻刺激宝宝背部，使宝宝被动向右翻身。然后用同样的方法进行相反方向的训练。

（3）主动翻身：宝宝侧卧在床上，用玩具在宝宝一侧逗引，让宝宝半自主翻身。

（4）日常注意观察宝宝的翻身信号：

信号一：当宝宝趴着时，能够自觉并自如地抬起头，而且头到胸部都能够抬起来。

信号二：宝宝仰卧时脚向上扬，或总是抬起脚摇晃。

信号三：宝宝总向一个自己感兴趣的方向侧躺着。

4. 坐的动作训练

适宜年龄：5～7个月。

练习次数：每天4～5次。

训练方法：

宝宝扶坐训练视频

（1）扶坐－拉坐：首先测评宝宝的颈部力量。宝宝仰卧位时，育婴员将两手的大拇指放在宝宝的手心里，让宝宝握紧，同时抓住宝宝的手腕，将其轻轻拉起到 30°，测试宝宝的颈部力量。如果发现宝宝头部后仰，颈部力量不能支撑头部，注意不要再进行拉坐训练，要练习宝宝的颈部力量。

如果宝宝的颈部力量达到，要先从扶坐开始训练宝宝的腰部力量。用我们的双手扶住宝宝的肩膀，让宝宝轻轻坐起来，然后再用一只手护住宝宝的后脑勺，将宝宝再放到床上，次数由少到多逐步增加，直到宝宝能够用力配合家长坐起来。我们还可以将两手的大拇指放在宝宝的手心里让宝宝握紧，同时抓住宝宝的手腕，轻轻拉起宝宝，让宝宝坐起来。多次反复训练，直到宝宝能够用自己的力量坐起来。

（2）靠坐：大人坐姿，宝宝靠坐在大人腿上，大人双手托着宝宝的腋下或扶着髋部，让宝宝坐稳。注意一开始时间不能太长，几分钟即可。逐步地将宝宝放在有扶手的沙发或小椅子上，让宝宝靠坐着玩，家长给予一定的支撑，逐渐减少支撑，每日数次，每次 10 分钟。

（3）独坐：在靠坐的基础上练习独坐，先给予一定支撑，以后逐渐撤去支撑。但每次坐的时间不能超过 10 分钟。

5. 爬的动作训练

适宜年龄：7 ～ 10 个月。

练习次数：每天 4 ～ 5 次。

训练方法：

（1）打转训练：让宝宝俯卧床上，大人用玩具在宝宝一侧引诱，让宝宝以腹部为支点四肢腾空，训练宝宝腹部打转的能力。

（2）俯卧，抵足匍行：宝宝俯卧，大人用手轻轻抵住足底，促进宝宝出现匍行。

（3）提腹，匍行：用玩具在前方逗引宝宝，并用毛巾提起宝宝的小腹，使宝宝身体重心落在手脚上，便于匍行。

（4）手足爬行：用玩具逗引宝宝，让宝宝练习手足爬行。

（5）花样爬行：用玩具逗引宝宝向前、向后、向左、向右爬行。

（6）障碍爬：准备一个枕头，逗引宝宝爬过枕头。

（7）转弯爬：准备一个高一点的枕头，逗引宝宝绕过枕头爬行的能力。

6. 站立动作训练

适宜年龄：10 ～ 12 个月。

练习次数：每天 4 ～ 5 次。

训练方法：

（1）扶物站起：用玩具逗引宝宝，让宝宝能够从俯卧位—跪位—拉着东西或牵一只手站起来，或把宝宝抱到沙发旁边，用玩具诱导宝宝扶着沙发站起来，在站位时用玩具引逗 3 ～ 5 分钟，扶站几分钟后要扶坐，以免疲劳。注意在这个过程中不要用力扶宝宝，但要注意在宝宝身后进行保护，防止宝宝出现磕伤、摔伤。

（2）坐起 – 扶站起：大人盘腿坐在地垫上，扶住宝宝，让宝宝坐在成人腿上，并帮助其站起来再坐下，反复多次。

（3）自主站起坐下：大人用言语要求宝宝站起或坐下，训练宝宝能较灵活地站起坐下，建立平衡感。

7. 行走动作训练

适宜年龄：12 ～ 16 个月。

练习次数：每天 4 ～ 5 次。

训练方法：

（1）推车走：提供婴儿学步小推车，让宝宝扶着学步推车的扶手，边推车边走。注意大人要在旁边保护宝宝，并及时用言语鼓励宝宝。

（2）踩脚扶行：大人扶住宝宝的腋下，让其站立在大人脚上，大人扶宝宝，用脚带着宝宝慢慢行走。

宝宝行走训练视频

（3）独走几步：两个大人面对面站立，让宝宝在大人之间走过来，再走过去。也可以用玩具在距离宝宝几步远的地方逗引宝宝前进，当宝宝走到玩具处，及时鼓励宝宝，并要让宝宝玩玩具，体验成功的喜悦。

（4）用脚，踢球走：大人将球放在宝宝脚的前方，鼓励宝宝用脚踢球，并鼓励宝宝追球走，追上了再踢球，反复进行。注意大人要及时帮助宝宝将球放在脚的前方。

8.跑的动作训练

适宜年龄：17 ～ 24 个月。

练习次数：每天 4 ～ 5 次。

训练方法：

（1）跑步扶停：宝宝刚开始学习跑步，平衡感不够好，动作的控制能力不够强，往往跑起来很难停下来，所以要让宝宝和大人面对面一段距离，让宝宝向大人方向跑，大人扶停，然后随宝宝跑的能力逐步加强，拉长宝宝与大人的距离，让宝宝跑向大人。

（2）抛球捡球：大人将球抛到远处，并鼓励宝宝跑步捡球。捡到球再抛球，反复进行。大人要及时表扬宝宝捡到球，增加宝宝游戏的积极性。

9.跳的动作训练

适宜年龄：25 ～ 30 个月。

练习次数：每天 4 ～ 5 次。

训练方法：

（1）双足跳下一级台阶：大人用双手牵着宝宝，从最后一级台阶跳下。

（2）双脚向上跳：使用气球，或大人吹出泡泡，大人鼓励宝宝双脚向上跳起拍打气球，或跳起抓住泡泡。

（3）兔子跳：播放兔子舞音乐，大人宝宝一起跳兔子舞，并让宝宝模仿小兔子双脚向前做跳的动作。

（四）粗大动作训练原则和注意事项

1. 训练原则

（1）循序渐进原则：任何一个婴幼儿在粗大动作发展过程中都遵循抬头—翻身—坐—爬—站—走的顺序，婴幼儿大动作练习必须遵循这个发展顺序。

（2）适宜性原则：婴幼儿处于发育阶段，精力有限，一次的训练时间不宜太长，由于个体存在差异，以婴幼儿不感觉疲劳为宜。

（3）趣味性原则：在进行粗大动作训练时，除了达到动作发展的目的，还需要培养婴幼儿对运动的乐趣，体验与成人合作游戏的快乐。

2. 注意事项

（1）训练过程中，一方面动作技能要循序渐进，不可操之过急，同时训练项目也要适合婴幼儿的年龄特点。

（2）粗大动作训练要选择在宝宝精神状态比较好的时候进行，并注意宝宝的衣着舒适。

（3）粗大动作训练应做到时间短，次数多。

（4）粗大动作训练过程中要关注婴幼儿的情绪和表情，成人要随时用表情和语言逗引宝宝。

（5）训练过程中注意安全，一方面要选择安全的活动场地，另一方面要注意操作方法的安全。

二、婴幼儿精细动作训练

（一）精细动作概述

精细动作能力训练主要是指训练宝宝手的动作及随之而来的手眼配合能力，如宝宝可以做抓握、摇动、把弄、捏物、握笔乱画、搭积木、穿扣眼、模仿画线和折纸等动作。这些动作能为宝宝将来的书写、绘画、劳作技巧和技能的发展奠定基础。

（二）精细动作训练内容

1. 抓握动作训练

适宜年龄：0～3个月。

练习次数：每天4～5次。

训练方法：

逗引抓握不同材质的玩具，练习手指的抓握能力。将不同材质的玩具放进宝宝的手心，当宝宝握紧后，再轻轻地将玩具拔出。反复进行练习，注意两手都要练习。

宝宝抓握训练视频

2. 拍打动作训练

适宜年龄：3～5个月。

练习次数：每天4～5次。

训练方法：

（1）"拍拍打打"游戏，训练用手够取、抓握、拍打物品。

宝宝拍打训练视频

步骤如下：

宝宝仰卧，将音乐健身架放在宝宝胸前，育婴员拉动绳子，使音乐响起来，吸引宝宝兴趣。

握着宝宝的手，拍打健身架上的玩具，使其发出声音。

鼓励宝宝自己用手拍打抓握。

（2）"拍打串铃"游戏，训练用手拍打串铃的动作，感知动作与声音的关系，建立听觉的动觉与联系。

步骤如下：

串铃吊在音乐健身架上。宝宝仰卧，将音乐健身架放在宝宝胸前，育婴员拍打串铃，吸引宝宝兴趣。

握着宝宝的手，拍打健身架上的串铃，同时说"拍拍拍，铃铛叮叮叮"，鼓励宝宝自己用手拍打串铃。

3. 取物、对击、倒手动作训练

适宜年龄：6～9个月

练习次数：每天4～5次。

训练方法：

（1）"抓取"游戏，训练宝宝五指抓的动作。

步骤如下：

准备几个大枣和一个大碗。

育婴员出示大枣，示范五指抓到碗里，并让宝宝抓取。

宝宝取物训练视频

（2）"倒手"游戏，认识玩具名称，模仿动物叫声，练习倒手。

步骤如下：

先递给宝宝一个玩具，然后从宝宝拿玩具这一侧再递玩具，说"宝宝再拿"，刺激宝宝将手中玩具倒手后，再接另一个玩具。游戏可重复几次。

宝宝对击训练视频

（3）"敲敲打打"游戏，练习两手对击的动作。

步骤如下：

准备小沙锤两个。育婴员盘腿坐下，让宝宝坐在怀里，握住宝宝的手对击小沙锤，边做边说"敲敲敲"，让宝宝学习对击动作；也可以松手，鼓励宝宝自己对击。

宝宝倒手训练视频

4. 松手投入动作训练

适宜年龄：10～12个月。

练习次数：每天4～5次。

训练方法：

（1）训练宝宝松手，投入的动作。

步骤如下：

准备捏响小动物玩具若干个，小的收纳盒一个。育婴员出示小动物，逐一介绍小动物的名称，说收纳盒是小动物的家。

告诉小朋友，动物们在外面玩累了，想回家，我们带它们回家吧，并示范将小动物放到收纳盒里。

鼓励宝宝带小动物回家。

（2）"小球入杯"游戏，训练宝宝松手动作和对准投入的动作。

步骤如下：

准备乒乓球若干个，高杯子一个。

育婴员示范将小球投入杯子。育婴员让宝宝把小球投入杯子，并发出"咚咚"的声音，激发兴趣。

（3）"形状投入"游戏，学习将不同形状积木对应投入孔内，练习手眼协调。

步骤如下：

准备蒙台梭利几何教具，育婴员示范将圆形、方形、三角形积木投入相应的洞穴内，然后让宝宝投放圆形积木，当宝宝放进去时，育婴员要给予鼓励，然后再让宝宝投放其他形状的积木。反复进行 2～3 次后，育婴员指导宝宝收拾玩具。

宝宝松手投入训练视频

5. 套、垒高动作训练

适宜年龄：13～15 个月。

练习次数：每天 4～5 次。

训练方法：

（1）"彩虹套圈"游戏，练习将套圈拿出柱子、套进柱子的动作，训练手眼协调。

步骤如下：

准备彩色套塔玩具。

育婴员和宝宝面对面，示范将套圈一个一个地拿出柱子，再一个一个地将套圈套进柱子。

鼓励宝宝将套圈一个一个地拿出柱子，再由育婴员按大小的顺序将套圈逐个排好，鼓励宝宝一个一个地将套圈套进柱子。

反复 2～3 次。

（2）"搭积木"游戏，初步学习积木垒高 6～8 块，训练手眼协调，培养信心。

步骤如下：

准备方形小积木，育婴员示范指导宝宝搭积木的方法，家长要悄悄保护宝宝搭高的积木不让倒下，让宝宝体验成功，培养垒高的兴趣和信心。

6. 食指动作训练

适宜年龄：13～15 个月。

练习次数：每天 4～5 次。

训练方法：

"按一按、拨一拨"游戏，训练食指按的动作，五指拨的动作，初步理解开和关的意义，加强动作的目的性。

步骤如下：

准备按拨器，人手一个。

育婴员出示按拨器，示范操作，引起宝宝的注意，强调开和关。

育婴员鼓励宝宝用食指按按钮，使其发出音乐，妈妈把着宝宝的手按开和关，同时说"开"和"关"的词。

7. 敲打、舀动作训练

适宜年龄：16～18 个月。

练习次数：每天 4～5 次。

训练方法：

"敲小鼓"游戏，练习敲打的动作，通过敲打小鼓发出声音，理解动作和声音的关系。

步骤如下：

准备小鼓、鼓槌，育婴员出示小鼓，敲打小鼓引起宝宝的兴趣。同时嘴里发出"咚咚咚"的节奏，并鼓励宝宝敲打。

8. 串、二指捏动作训练

适宜年龄：19 ~ 21 个月。

练习次数：每天 4 ~ 5 次。

训练方法

（1）"虫吃苹果"游戏，练习两手配合针穿洞的动作，训练两手动作配合的协调性。

步骤如下：

准备虫吃苹果玩具，每人一个。

育婴员和宝宝面对面坐着，手把手帮助宝宝将"虫子"穿过苹果。

然后让宝宝自己穿，当宝宝成功时，育婴员要拍手欢呼。

反复 2 次后让宝宝收拾玩具。

（2）"撕纸游戏"，练习宝宝二指捏的能力。

步骤如下：

准备一块卫生纸，育婴员和宝宝坐在地垫上，手把手教宝宝用两食指、拇指捏住纸条撕开手纸。多次练习，直到宝宝可以自己用两个手指撕。

9. 旋转、套叠动作训练

适宜年龄：22 ~ 24 个月。

练习次数：每天 4 ~ 5 次。

训练方法：

（1）"瓶子瓶盖"配对游戏，学习按大小对应配对，练习旋转的动作。

步骤如下：

准备大小不一的瓶子和瓶盖若干个，育婴员出示瓶子、瓶盖，让宝宝区分大小。

让宝宝给瓶子找盖子，找到了将盖子旋上。

（2）"套碗"游戏，理解大小的顺序，学习按大小的顺序套碗。

步骤如下：

准备"套碗"玩具一套。

育婴员出示"套碗"玩具，指导宝宝按碗的大小将碗排成一排，将碗从大到小地垒高。

10. 捏、搓、折动作训练

适宜年龄：25～36个月。

练习次数：每天2～3次。

训练方法：

（1）"搓萝卜"游戏，学习用黏土搓长的动作，初步能根据萝卜的形状搓出上粗下细。

步骤如下：

准备黏土每人一块，垫板一人一块，塑料萝卜模型一个。

育婴员出示塑料萝卜模型，让宝宝观察萝卜的形状，一头粗，一头细，育婴员用黏土示范"搓萝卜"。

宝宝在育婴员的指导下学习如何"搓萝卜"。

（2）"折手绢"游戏，学习边对边对折的动作，训练手眼的协调性。

步骤如下：

准备彩色正方形手工纸，一人一张。

育婴员引导宝宝跟着一起折"手绢"，先边对边折成长方形，强调要对齐，转个方向，再边对边折成长方形。让宝宝欣赏自己折的"手绢"。

（三）精细动作训练注意事项

（1）婴幼儿精细动作训练要注重训练的过程，不要过分追求技能的结果。

（2）婴幼儿精细动作训练要联系日常生活，做到生活化、具体化、游戏化。

（3）婴幼儿精细动作训练要注意手的卫生，结束时要及时洗手，预防铅中毒。

（4）婴幼儿精细动作训练过程中要有人在旁边看护，防止宝宝误吞、误食。

● **服务案例**

7个月的宝宝腿部肌肉力量较弱

王阿姨是个刚刚踏入家政行业的新人，出于对宝宝的喜爱，毫不犹豫选择了育婴员岗位，经过严格的培训后，顺利面试成功上岗。但上户后她发现客户家7个月的果果腿部肌肉力量相对较弱，儿科医生测评后也表示宝宝的粗大动作发育较迟缓。

家博士点评：

经常对宝宝进行粗大动作训练可以锻炼腿部肌肉力量。那么，可以给果果做哪些粗大动作的训练呢？

1. 拉大锯：是一种原始而有效的训练方法。宝宝躺着时，大人拉着宝宝的两手使宝宝坐起来（此时宝宝双肘用力想坐起来），但不让宝宝坐正，保持倾斜的姿势几秒钟，同时唱儿歌：拉大锯，扯大锯，姥姥家里唱大戏。

2. 靠坐训练：把宝宝放在两边有扶手，后面有靠背的沙发或椅子上坐几分钟，视宝宝坐的能力，能抬头就多坐，不能就少坐。

3. 站跳训练：扶住宝宝的腋下，让宝宝站跳，并随宝宝的节奏唱儿歌或是跟着宝宝玩耍。

4. 俯卧训练：在宝宝情绪好的时候，让宝宝趴一会儿，或是让宝宝趴在大人身上玩。

第三节　婴幼儿语言开发

　　语言是人和其他动物相互区别的主要标志之一，是人类相互交往的工具，也是表达个体思想的工具。语言的发展在婴幼儿认知和社会的发生发展过程中起着重要作用，婴幼儿如能掌握部分语言，就得到了一种有效的认识工具，可以通过同成人的交往增进对外部世界的了解而获取相关知识，也可以借助语言把这些知识更好地储存起来，以供应用。

　　多数宝宝在1岁左右就开始咿咿呀呀地学说话了，说话早的到1岁多点甚至可以说出简单的句子了。但也有宝宝开口较晚。宝宝说话晚，除了遗传及生理因素之外，家庭养育环境也起着重要的作用。

　　那怎样才能为宝宝创造一个好的语言环境？

　　总体来说，在正常环境下成长的宝宝都会经历语言发育的几个关键阶段，在不同的阶段给予适宜的引导可以有效地促进宝宝的语言发展。

育婴小贴士

　　0～3岁是宝宝语言发展最快、也是最为关键的阶段，父母是宝宝最好的启蒙老师，家庭就是宝宝最好的语言启蒙学校。如果在宝宝0～3岁大脑发育的关键期给他们创造良好的语言环境，就能促进宝宝的语言发展。相反，如果宝宝出生后缺乏相应的语言环境，那么他们的语言能力将受到不同程度的影响。

一、1～6个月：学习发音阶段

　　这个阶段要经常面对面与宝宝说话，语速要慢，口型要适当夸张些。虽然小家伙一开始不会给你任何的回应，但他已经开始悄悄地在记你的口型了。通过不断听声音和看口型，宝宝渐渐会发出"啊""呀"之类的简单音节，这时你可以用同样的声调模仿宝宝的发音，肯定宝宝的语言。这就是与宝宝最基础的语言交流。

宝宝的具体表现如下：

1. 2～3个月

※ 将声音和形象联系起来，试图找出声音的来源。

※ 会发出"咕咕"声，而且会发a、o、e音。

※ 能辨别不同人说话的声音，有不同情感的语调。

2. 4～6个月

※ 咿呀学语，开始发辅音，如d、n、m、b。

※ 看见熟人、玩具能发出愉悦的声音。

※ 叫宝宝名字会转头看。

二、7～12个月：咿呀学语阶段

宝宝到了这个月龄能逐步理解大人的一部分语言了，现在需要做的是帮助宝宝认识周围的人和物，教宝宝把实物和名称一一对应起来，这是一个漫长的积累词汇量的过程。

育婴员有点像一个活体"复读机"，每教一个词汇，语言都要统一、准确，而且需要不断重复。比如：认识台灯，可以抱着宝宝坐在台灯前，拉着宝宝的手去摸灯罩，把灯打开再关上，反复几次，增加宝宝的兴趣。以后每次经过，都可以问"宝宝，台灯在哪儿"（不要一会儿问"灯"在哪儿，一会儿"亮亮"在哪儿）。

这个阶段可以教宝宝认识自己的家人、熟悉的玩具、经常接触的生活用品、自己的五官等。

宝宝的具体表现如下：

1.7～9个月

※ 能重复发出某些元音和辅音。

※ 如"Ma-Ma、Ba-Ba"的音，但无所指。

※ 试着模仿声音。

※ 发音越来越像真正的语言。

※ 开始懂得一些词语的意义。

※ 会挥手再见、招手欢迎、拍手。

2.10～12个月

※ 能懂得一些词语的意义。

※ 能按要求指向自己的耳朵、眼睛和鼻子。

※ 能说出最基本的语言，如"爸爸""妈妈"，而且有所指。

※ 出现难懂的话，自创一些词语来指称事物。

※ 同意点头，不同意摇头、摇手，会讲出单词句。

三、13～18个月：单词句阶段

这个时期的幼儿往往会用一个简单的词汇代替和表达完整句子的意义，会用手势、表情等辅助表达自己的意愿。

宝宝具体表现如下：

※ 知道书的概念，喜欢翻书，重复别人说的话。

※ 能对熟悉的物品和人说出名称和姓名。

※ 会使用动词，如"抱""吃""喝"。

※ 喜欢用一个发音来泛指一类事物。

※ 懂些日用品名字，会指出或说出所要东西。

※ 能听懂发出的短指令，用手势交流。

四、19～24个月：多词句阶段

这个时期的幼儿对周围的环境事物有了更深刻的理解认识，孩子的词汇量迅速增加。孩子会运用两个或三个不相关联的简单词汇代替表达完整句子的意思，如"外外""车车"，意思是说：推小车去外面。

宝宝具体表现如下：

※ 会表达自己的需要，如说"尿尿"。

※ 开始用名字称呼自己。

※ 喜欢看电视，按指示办事。

※ 喜欢重复地听一首歌、读一本书等。

※ 说3～5个字的句子。

※ 听完故事能说出什么人、什么事。

※ 随大人念几句儿歌、手指谣，会回答最简单的问题。

手指谣——饭团子视频

手指谣——卷心菜视频

手指谣——五根手指视频

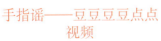
手指谣——豆豆豆豆点点视频

手指谣——爬竹竿视频

五、25～36个月：单句阶段

这个时期的孩子词汇量明显增多，会运用逻辑性较强，含有主语谓语的简单句子。

宝宝具体表现如下：

1. 25～30个月

※ 会用形容词，问"这是什么？"。

※ 会用"你""他""你们""他们"，会用连续词。

※ 知道日用品名字（50个）。

※ 会说简单的复合句，叙述经历过的事。

※ 会背儿歌8～10首。

※ 会说5～6个字的句子。

※ 掌握常用词汇300个左右。

2. 31～36个月

※ 懂得里、外，能运用约500个单词。

※ 会问一些关于"什么""何时"。

※ 理解故事主要情节，并问为什么。

※ 认识并说出100张左右图片名称。

※ 能说出有5～6个字的复杂句子。

※ 会用"如果""和""但是"等词。

※ 会使用礼貌用语，如"谢谢"和"请"。

宝宝的发音具有多变性，发音常不稳定，如说"很短"时发音很好，说"弟弟"时发音就不清楚了。也就是说，宝宝发音会受到不同语音的组合或不同的语词内容结构的影响，并表现在不同的方面。一般而言，歪曲音的情形比较容易发生，也就是说宝宝可能一直是以哪种方式发那个音，而省略音和替代音就会缺乏一致性。在教宝宝发音时要做到以下几个方面。

（1）父母要为宝宝做出正确的榜样。

宝宝学习发音的主要途径是模仿大人。父母发音清楚、正确，是宝宝学习正确发音的前提。宝宝咿呀学语时，就开始跟父母学习发音了。父母在宝宝身边发出的"呜""啊"等哄逗之声，以及哼唱的催眠歌谣，都是说给宝宝听的，都是在训练宝宝的听觉。宝宝稍大之后，就会学着父母发某些音节。父母的语音对宝宝学习发音影响最早，作用也是最大的。因此，要教宝宝正确地发音，父母必须先做到自己能正确地发音。

（2）父母要有意识、耐心地教宝宝发音。

给2岁的宝宝讲小人书时，可一边指着图，一边教宝宝说："小猫喵喵叫""小鸭嘎嘎叫"。小宝宝一般都对动物感兴趣，可让宝宝通过说动物的名字、学动物的叫声练习发音。对于3岁的宝宝，不但可以教他模仿大人发音，还可以告诉他某些音是怎样发出的，并让宝宝观察大人发某个音时嘴唇和舌头是怎样动的，再让宝宝自己进行练习。

（3）父母可以带宝宝进行发音练习。

如跟宝宝一起做"什么叫"的游戏：父母和宝宝分别拿着画有不同动物的卡片，轮流出示卡片，要求对方模仿卡片上动物的叫声。还可以教宝宝说些绕口令，如宝宝发"zh""si""zi"等音节有困难，父母可以教宝宝说绕口令"买柿子"，以此强化宝宝发音的准确性。

买柿子

小石、小志、小三、小四，

提着篮子买柿子。

买柿子，吃柿子。

吃到嘴里甜丝丝。

（4）父母应注意矫正宝宝的错误发音。

父母矫正宝宝的错误发音要耐心，不可急于求成，更不可斥责宝宝，以免挫伤宝宝的自信心和积极性。同时坚持不懈地鼓励宝宝大胆练习，注意千万不要重复宝宝的错误发音。

宝宝的语言能力是有个体差异的，别人家的宝宝会唱两句儿歌了，可能自家的宝宝才刚开始叫爸爸妈妈，建议父母不要盲目地攀比。

总之，宝宝语言的发展有其自己内在的规律，体格健全的宝宝，只要在正常的语言环境中成长，最终都能学会语言，但是语言能力的好差是有个体差异的。0～3岁的语言启蒙对宝宝日后的语言发展至关重要，这需要父母们高质量的陪伴与引导，为宝宝创造一个良好的家庭语言环境。在启蒙宝宝语言发展的同时，让宝宝的情感、智力、自理能力和社会交往能力得到全面的发展，为宝宝创造一个良好的人生开端。

服务案例

2岁宝宝不会说话怎么办？

24个月的宝宝不会说话，想要什么东西只会指着东西，发出"嗯嗯——"的声音。宝宝的爸爸是程序员，妈妈每天抱着手机，很少和孩子进行交流。宝宝需要什么，只要一指，家长立马拿给孩子。

家博士点评：

语言的发展需要一个良好的语言环境，宝爸每天工作很忙，一直对着电脑工作，没有时间陪孩子，缺少了很多沟通。不光是和孩子缺少沟通，爸爸和妈妈之间的沟通也很少，所以孩子没有一个好的语言环境。妈妈每天只玩手机也不和宝宝进行沟通，没有语言的刺激。并且在宝宝需要什么东西时家长显得太过于聪明，我们要假装不懂，要引导孩子说出物品的名称，即使宝宝不会说，也要给孩子时间，不要立马满足孩子。

1. 爸爸要抽出时间陪伴宝贝和家人，多和宝贝、宝妈沟通，要为宝贝创造良好的语言环境。

2. 引导宝贝发音，从简单的单字，到叠词，再到两字词、三字词，循序渐进。千万不要觉得宝贝不会说话就不去引导，觉得引导了也不说。

3. 多给孩子 1 分钟。在宝贝需要某一件物品时，要问孩子要什么，多给孩子 1 分钟，让孩子自己说，如果孩子很长时间没有说出来，我们要告诉宝贝那是什么，并引导发音。

4. 多带宝贝到户外接触更多的人和事。

第四节　婴幼儿社会交往能力培养

社会交往能力是人类生存的一种基本需要，也是人们精神生活的重要内容。婴幼儿期是一个人社会性发展的关键时期，而社会性的发展是在人际交往中实现的，人际交往是人与人之间心理上产生相互影响的过程。婴幼儿的社会交往是生长发育以及个性发展的需要，是完成个体社会化的过程，幼儿只有在与他人的友好交往中，才能学会在平等的基础上协调各种关系。充分发挥个体的积极性、主动性和创造性，才能体现自己的力量，更好地认识和评价自己，形成积极情感，获得健全的人格，为将来适应社会生活打下基础。因此，重视婴幼儿社会交往，发展婴幼儿的社会交往能力是早期教育工作者不可推卸的责任。

一、家长培养孩子社会交往能力的误区

（1）当家长代替孩子交往的时候，实际上是在保全自己所谓的"尊严"和"面子"。这样做，家长虽然保全了"面子"，孩子却损失了可贵

的交往机会。

（2）大声嚷嚷并不比用温和的口吻说话更有说服力。孩子和新伙伴的交往也需要一定的基础，如彼此真诚对待、能和朋友分享、能愉快地玩在一起等。在孩子的交往中，能不能维持友谊才是问题的关键。

（3）每个人都有自己的弱项和强项。即使孩子的小伙伴在某个方面不如您的孩子，但别人的长处仍是值得去学习的。除了学习上"聪明"，"对人有礼貌""能替别人着想"等好的品质也应该学习。孩子应该对处于弱势的人（如乞丐、流浪汉）表示应有的尊重，一个从小就懂得尊重、懂得对弱者付出爱心的孩子，更容易被别人接受。

（4）孩子待人接物的态度在很大程度上会影响孩子的人际关系。讲礼貌的习惯不是天生就有的，而是从小培养起来的。孩子越早拥有礼貌的态度，就越容易被别人接受。

（5）认识新朋友固然可以提高孩了的交往能力，但和家人的和谐相处也可以看出孩子的交往能力。孩子大部分的时间是和家人在一起的，让孩子学会和家人和谐相处是他人际交往的基础。

二、了解婴幼儿社会交往能力具体发展情况

1个月：注意人脸，哭闹时听到妈妈的呼唤声能安静。

2个月：能注视周围的环境，逗引时出现动嘴巴、伸舌头、微笑和摆动身体等情绪反应。

3个月：快乐时微笑、手脚不断活动。

4个月：能主动微笑，会对着镜子中的影像微笑、发音，会轻拍或抚摸大人的脸。

5个月：会拉长音调发音逗人注意，辨认熟人的声音，见妈妈或其他看护者会伸手求抱。见生人会盯着看、哭等，开始学习用勺喂食和手拿食物自喂。

6个月：明显认生，依恋妈妈，会用哭声、面部表情和姿势动作与

人沟通，培养良好的饮食习惯、卫生习惯。

7个月：对镜子有游戏反应，会挥手、摇头，会笑得非常激动、投入。

8个月：愿意与人玩，喜欢照镜子。培养婴儿友爱、豁达的性格。

9个月：会拍手表示"欢迎""再见"；理解"不"的意思，听到表扬会高兴地重复刚才的动作；会玩"躲猫猫"。

10个月：喜欢自己玩一会儿玩具，喜欢重复的游戏，给穿衣裤时能主动伸手、伸腿。培养吃、喝、玩、睡的规律性，自己捧杯喝水。

11个月：引导婴儿热爱大自然，以陶冶其性格。喜欢接近成人，能玩简单的游戏。培养按时、定位进餐的习惯，学习拿勺舀食物。

12个月：喜欢夸奖，不喜欢批评。能分辨喜与怒，会观察大人不同态度的表情，听从劝阻用杯子喝水，会自己拿勺吃饭，会告诉有大小便。

13～15个月：能在镜子里辨认出自己，并能叫出镜子中自己的名字，依恋转移，对小伙伴感兴趣，能与同伴进行短暂的互相注视与探索。

16～18个月：白天会控制大小便，在大人的协助下会洗手、洗脸。认识自己的用具、衣服。受挫折时常发脾气。能与同伴玩一会儿，看到别的小孩哭时，表现出痛苦的表情或跟着哭、表现出同情心，开始能理解并遵从成人的行为准则和规范。

19～24个月：与父母分离会感到恐惧，因能模仿别人的语言、行为和表情而感到高兴。交际性增强，较少表现出不友好和敌意。会帮忙做事，喜欢学习自己吃饭和坐便盆，并有自己做事的得意感。

25～30个月：知道打人、抢玩具不好，能对被打者表示同情，能维护自己的利益。能和小伙伴一起玩，喜欢装扮角色，开始同情别人，帮助别人，会用礼貌用语。培养自己穿衣裤、洗脸、洗脚，自己吃饭等良好的生活习惯。

31～36个月：独立意识增强，知道并喜欢自己的事情自己做，并坚持独立或半独立地料理自己的生活。能和别人分享食物和玩具，和别人一起玩游戏，知道轮流、等待，懂得关心别人。能收拾自己的玩具和物品，能穿简便的衣服和鞋。开始能约束自己。

育婴小贴士

宝宝有一个良好的交往能力是十分重要的，这对宝宝的人生发展具有十分重要的影响。作为育婴员要积极地促进宝宝与同伴的正常交往，并且为他们的交往创造积极有利条件，同时也要进行明确地指导。

三、培养孩子社会交往能力的措施

（1）放手让孩子独立解决问题。一些家长总觉得自己孩子小，担心孩子在与人发生冲突时，自家孩子吃亏，于是在孩子户外活动时，时刻不离孩子左右，限制了孩子的社会性交往能力的发展。殊不知孩子们正是在相互摩擦中"吃一堑，长一智"。所以培养孩子的社会性交往能力，家长一定要放开手脚。

（2）经常设置问题情景，父母用榜样示范的方法教给孩子正确与人相处的方法。让孩子学习一些解决问题的常用语言：是／不是；和／或；之前／之后；现在／以后等。

（3）经常用举例的方法对孩子讲应怎样和小朋友和睦相处。如要让孩子学会懂得尊重别人，孩子并不懂得什么是尊重，就要用实例帮助孩子理解，告诉孩子怎样做：不打断别人说话；不对别人大声喊叫；不骂人等。

（4）善于抓住教育契机。如孩子在与小朋友发生矛盾冲突向你哭诉求救时，你要帮助孩子分析问题的矛盾所在，并客观地指出双方的是与非，告诉孩子正确解决问题的方法。在现实说教中让孩子逐步积累与人和睦相处的经验。

四、培养婴幼儿独立性的方法

1. 鼓励婴幼儿学会自己穿脱衣服

方法：训练婴幼儿配合穿衣时要发出"伸手""举手""抬腿"等口令，让婴幼儿逐渐熟悉并用这些动作配合穿衣、穿裤。1 岁开始进行脱衣训练，2 岁学习穿脱鞋袜，3 岁学习扣纽扣。

2. 鼓励婴幼儿学会独立进餐

方法：3 ～ 4 个月训练抱奶瓶喝奶，5 ～ 6 个月会自拿饼干吃，9 ～ 10 个月学会捧杯喝水，18 个月能自己拿勺吃饭，2 岁后学习用筷子吃饭。

3. 鼓励婴幼儿学会自己洗漱

方法：1 岁开始学习自己漱口，牙齿出齐后开始训练自己刷牙。刷牙要注意正确的方法，时间不少于 3 分钟。

4. 在个人卫生训练中培养独立性

方法：1 岁半学会自己擦鼻涕、擦嘴，2 岁半学会自己洗手、洗脸、洗脚。

5. 在大小便训练中培养独立性

方法：0 ～ 1 个月尿布湿了及时更换，大便后及时清洗。2 ～ 5 个月培养宝宝定时排便，6 ～ 8 个月婴儿要在固定地方的便盆中进行大小便，1 岁半至 2 岁的婴幼儿可以培养主动坐便盆的习惯。

6. 在参与家庭劳动中培养独立性

方法：从训练婴儿自我服务开始逐步过渡到为他人服务，如模仿擦桌子、扫地、整理玩具等。

● 服务案例

宝宝发脾气伤人伤己怎么办？

19个月的宝贝发脾气的时候自己咬自己，还自己撞脑袋。

家博士点评：

这个年龄段的宝宝发脾气时自己不知道如何处理，就会出现咬人、打人、扔东西、哭闹、打滚等行为。这是宝贝在表达情绪，家长和育婴员一定不要小题大做。

1. 不要从负面去描述事情，比如不要说："你怎么咬自己？别咬！"，大人语言中多次出现"咬"字会潜意识地强化这一行为。如果家长反应太强，会让宝贝误认为很好玩，从而也强化了这一行为。

2. 宝贝"咬"自己或撞脑袋时，请育婴员过去握住宝贝的手温和而坚定地说："宝贝，阿姨知道你很生气，你想生气就生气吧，阿姨陪着。"然后稍停一会，什么都不要说，观察宝贝反应。这儿句话很重要，是教给宝贝认识自己的情绪，并且允许宝贝有情绪。

3. 准备一些硬点的食物和磨牙饼干（平时不建议吃磨牙饼干），准备一个软的抱枕，和宝贝说："我知道你很生气，生气时，我们咬这个饼干，碰这个抱枕吧，这样就感觉舒服多了。"

4. 重视语言训练，让宝贝学会用语言表达自己的感受。

第五节　婴幼儿早期智能训练计划

中国有句俗语：人各有所长。放眼四顾，我们常看到生活中有人工于运算，有人精于言谈，有人长于舞蹈，有人专擅绘画……

就像世界上没有两片相同的树叶一样，在这个世界上，每个宝宝生来都是不同的，不仅生长发育的速度不同，气质和个性特点也不同，这就注定了宝宝在未来所展现出的社会行为能力也不尽相同。要根据宝宝的个性气质特点，扬长避短，进行有针对性的训练，为宝宝未来能成为一个优秀的社会人打下基础。

婴幼儿时期是大脑和智能发育的关键时期，在这个时期进行科学充分的智能开发，不仅对儿童智能发育起到事半功倍地效果，更有利于及时发现和早期防治精神发育迟缓、孤独症、儿童行为障碍等疾病。

一、2 个月婴幼儿智能发展训练

2 个月婴幼儿智能发展训练内容见表 5-1。

表 5-1　2 个月婴幼儿智能发展训练内容

训练内容	训练活动
粗大动作	1. 俯卧抬头 45° 训练； 2. 转头训练； 3. 竖头训练
精细动作	1. 给宝宝手戴彩带，注视小手； 2. 按摩宝宝的小手； 3. 抓握练习（不同材质的）
视觉	1. 看黑白卡； 2. 红球追视训练； 3. 各种颜色玩具装饰婴儿床（在 20～30 厘米处）； 4. 光线充足，昼夜分明
听觉	1. 循声转头找物； 2. 不要创造过于安静的环境（惊吓反射）
触觉	1. 做抚触； 2. 触觉球按摩（从掌心到四周，手指从上到下）
语言	1. 同宝宝面对面，语言、眼神交流； 2. "a、o、e" 看口型； 3. 吐舌头做表情
社会交往	逗笑宝宝

二、3个月婴幼儿智能发展训练

3个月婴幼儿智能发展训练内容见表5-2。

表5-2　3个月婴幼儿智能发展训练内容

训练内容	训练活动
大动作	1.俯卧抬胸训练； 2.侧翻训练； 3.用脚蹬玩具（被动—主动）
精细动作	1.小手碰一碰（被动—主动）； 2.被动拍打玩具
视觉	1.看彩色卡； 2.物体转换注视训练（使用两个鲜艳玩具，颜色可为红、黄、绿、橙、蓝）； 3.拉拉动动小手、小脚（75厘米内彩色氢气球）； 4.能认清妈妈
听觉	1.给宝宝听歌谣； 2.循声侧身找物
语言	1.同宝宝对话，宝宝回应（a/o/e）； 2.伸舌头让宝宝模仿
社会交往	1.逗宝宝笑出声； 2."口欲期"转移注意力让宝宝度过

三、4个月婴幼儿智能发展训练

4个月婴幼儿智能发展训练内容见表5-3。

表5-3　4个月婴幼儿智能发展训练内容

训练内容	训练活动
大动作	主、被动翻身训练（仰—侧—俯卧）
精细动作	仰卧够取玩具（被动—主动）；拿牙胶入口（被动—主动）

续表

训练内容	训练活动
视觉	婴儿床上方悬挂彩色小玩具动一动（训练宝宝调节视焦距的能力）
听觉	反复听儿歌谣
语言	多跟宝宝聊天
社会交往	拍拍手逗抱宝宝（宝宝，要不要阿姨抱抱）

四、5个月婴幼儿智能发展训练

5个月婴幼儿智能发展训练内容见表5-4。

表5-4　5个月婴幼儿智能发展训练内容

训练内容	训练活动
大动作	1. 逗引宝宝（仰卧—侧卧—翻身）； 2. 靠坐练习； 3. 主动脚蹬玩具训练； 4. 抱抱小脚丫（被动—主动）； 5. 拉坐（轻拉即坐）
精细动作	1. 逗引抓取玩具（主动、不同玩具）； 2. 靠坐身上跟着儿歌做动作； 3. 竖抱照镜子（拍拍镜子里的人）； 4. 小手摇一摇、转一转（被动）
视觉	靠坐注视移动小球（训练追视）
认知	1. 靠坐照镜子（摸摸小鼻子、小耳朵）； 2. 藏猫猫（拉手绢法）
语言	张大口型发"ma-""ba-"的音
社会交往	1. 认生（躲猫猫互动）； 2. 妈妈去哪了（妈妈躲猫猫）
自理行为	练习握抱奶瓶（两只手）

五、6个月婴幼儿智能发展训练

6个月婴幼儿智能发展训练内容见表5-5。

表5-5 6个月婴幼儿智能发展训练内容

训练内容	训练活动
大动作	1.独坐练习； 2.腹部打转游戏（爬行垫），练习腹爬
精细动作	1.坐着抓取玩具训练； 2.两只手同时抓玩具，敲一敲（被动—主动）； 3.玩具倒手（被动—主动）； 4.独坐松手扔毛绒玩具（主动—被动）（注意：不要养成扔摔的习惯）
认知	变魔法（专注看时变没了，出现了）
语言	教宝宝发"baba""mama"等音，同宝宝"a、e、i、o、u"对话
社会交往	打招呼，多见人（此时会认生、会躲）

六、7～8个月婴幼儿智能发展训练

7～8个月婴幼儿智能发展训练内容见表5-6。

表5-6 7～8个月婴幼儿智能发展训练内容

训练内容	训练活动
大动作	1.抵足爬行； 2.辅行（提拉爬行）； 3.提腿运动； 4.逗引主动爬行； 5.弯腰取物
精细动作	1.指套游戏，动一动食指（被动—主动）； 2.钳取小玩具（练习大拇指与其余四指）； 3.捏饼干（易融化）入口； 4.对击玩具（被动—主动示意）

训练内容	训练活动
认知	1. 遮物—寻物、循声找物（藏猫猫）； 2. 摆手再见（被动—主动）； 3. 让宝宝模仿动作（此时已经具备模仿能力）
语言	1. 教发"打打""爸爸""妈妈"的音； 2. 教认生活的事物（如灯、书、笔，多次重复教认）
社会交往	户外活动，教认小区里的人

七、9 ～ 10 个月婴幼儿智能发展训练

9 ～ 10 个月婴幼儿智能发展训练内容见表 5-7。

表 5-7　9 ～ 10 个月婴幼儿智能发展训练内容

训练内容	训练活动
大动作	1. 扶栏站立训练； 2. 拉站； 3. 仰卧—俯卧—坐起—爬训练（主动逗引）； 4. 弯腰取物
精细动作	1. 练习拇、食指捏取小物品，放入碗中（注意安全）； 2. 箱子里找动物； 3. 拧瓶盖
认知	1. 翻书看画册（靠坐）认物、认图； 2. 认识玩具； 3. 玩娃娃（女）
语言	1. 模仿动物叫； 2. 多跟宝宝说儿歌、做动作（已经理解）
社会交往	1. 跟爸爸妈妈再见； 2. 爸爸妈妈回来了

八、11～12个月婴幼儿智能发展训练

11～12个月婴幼儿智能发展训练内容见表5-8。

表5-8　11～12个月婴幼儿智能发展训练内容

训练内容	训练活动
大动作	1. 练习扶行、独站； 2. 踩脚代行
精细动作	1. 练习握笔； 2. 藏猫猫，找物品； 3. 打开盖子（手把手拧）
认知	1. 照镜子指自己五官； 2. 学儿歌做动作； 3. 过家家，认识厨房玩具； 4. 听口令拿东西
语言	1. 念儿歌； 2. 模仿说话； 3. 一问一答
社会交往	1. 妈妈再见、妈妈回来了； 2. 会表示拒绝了（自我意识萌发）

九、13～15个月婴幼儿智能发展训练

13～15个月婴幼儿智能发展训练内容见表5-9。

表5-9　13～15个月婴幼儿智能发展训练内容

训练内容	训练活动
大动作	1. 独走训练； 2. 扶手上下楼梯
精细动作	1. 握笔涂鸦（被动—主动）； 2. 玩嵌板（用棒状物插入小孔）； 3. 搭积木； 4. 套塔、套碗游戏

续表

训练内容	训练活动
语言	1. 指说"爸爸""妈妈"（看照片认人）； 2. 指认小区的熟人； 3. 猜测宝宝的意思（喝＝宝宝喝水）； 4. 读绘本、听故事
社会交往	1. 教宝宝不要争； 2. 学分享； 3. 认可夸奖宝宝； 4. 教见到陌生人不要害羞
自理能力	1. 学用勺子吃东西； 2. 教宝宝尿了告诉阿姨

十、16～18个月婴幼儿智能发展训练

16～18个月婴幼儿智能发展训练内容见表5-10。

表5-10　16～18个月婴幼儿训练内容

训练内容	训练活动
大动作	1. 捡球训练； 2. 踢球训练； 3. 扶栏上楼梯（主动）； 4. 学跑； 5. 抛球
精细动作	1. 可将小物放入小瓶并从小瓶取出； 2. 会翻书、看书； 3. 模仿画线条
认知	1. 指出五官； 2. 说一些实物和图片上的名称。
语言	1. 说三字儿歌； 2. 说出自己的名字
社会交往	1. 教跟小朋友交往； 2. 轻轻摸一摸小动物（此时开始产生对黑暗和动物的恐惧感）； 3. 黑了，亮了

家博士答疑

问：孩子玩耍时摔倒了，家长是要立即扶孩子起来还是鼓励孩子自己站起来？

答：首先要看孩子摔倒程度，不严重的话要鼓励站起来。当孩子摔倒时父母不要立刻去扶，而是应该鼓励孩子自己站起来，给孩子站起来的勇气。孩子摔倒不去扶其实是在培养孩子的独立性，在这个过程中，应逐渐地让孩子知道，在很多事情上都需要依靠自己去解决、去面对，而不是一出事情就只知道找父母去解决。

孩子摔倒不去扶，而是鼓励孩子，让孩子自己站起来，其实在这个过程中，也让孩子明白了其实自己是可以的，是可以依靠自己的力量站起来的，这样的情况下，也会大大增加孩子的自信心和迎难而上的勇气。

在面对孩子摔倒时，我们要及时地鼓励孩子，给孩子信心，鼓励孩子相信自己。比如，当孩子摔倒时，作为父母，我们就要在一旁告诉孩子："孩子，没关系的，你尝试一下，你是可以站起来的，其实这只是一点小插曲，并不意味着你不行，加油，爸爸妈妈在旁边陪你一起。"当孩子通过自己的努力站起来的时候，我们作为父母要给予孩子一个拥抱，然后再鼓励孩子，让孩子知道通过这样做他是能得到表扬的。

同时也切记不要埋怨孩子每次都摔跤，这样会给孩子造成心理负担。

所以，孩子摔倒了，扶孩子起来不是关键，关键的是要给予孩子站起来的勇气，让孩子在父母的鼓励下有自信地去面对。

练习与提高

1. 宝宝注意力不集中怎么办？请说明哪些因素会造成宝宝注意力不集中？

2. 培养孩子专注力的方法有哪些？

第六章 育婴相关服务

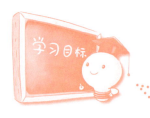

学习目标

本章应掌握的基本知识要点：
（1）营造良好婴幼儿居室环境。
（2）整理婴幼儿床铺和用品。
（3）清洗婴幼儿衣物。
（4）清洗消毒婴幼儿玩具和婴幼儿用品。

第一节　营造良好婴幼儿居室环境

一、婴幼儿良好日常居室环境的创设

（1）婴幼儿房间的朝向最好坐北朝南，南北通透，阳光充足，空气流通，环境安静。

（2）温湿度适宜，房间内温度最好保持在 22℃～24℃，相对湿度为 50%～60%。使用空调须注意室内外温差不要超过 4℃～5℃，应注意空气流通。在没有取暖设备的情况下，冬天可以用热水袋保暖，但要避免烫伤宝宝。用煤炉取暖要做好室内空气流通，防止煤气中毒，同时也要防止室内空气过分干燥。秋天的空气比较干燥，因此要注意的就是加湿，可以开一下加湿器，也可以在房间内放一盆水，甚至有必要，室内可以洒点水。

（3）房间要简洁干净卫生。要注意保护婴幼儿不被蚊虫叮咬，并采取消灭蚊虫的措施。

（4）房间陈设要力求简单、实用，不要在婴幼儿的房间安放电视机、组合音响、电冰箱以及高档精细的装饰品等。墙上可以贴些鲜艳的画片，使婴幼儿能够看到五颜六色，训练其视觉，刺激大脑发育，促进其智力发展。

（5）打扫房间时，应注意不要扬起灰尘，以免被婴幼儿吸入，也可先把婴幼儿暂时抱到别的房间再进行清扫。

（6）婴幼儿房间地板注意不宜铺设地毯。地毯看似高雅，实为藏污纳垢之处。它里面往往有很多灰尘和螨虫，不但会致病，还会成为婴幼儿哮喘的根源。同时注意地板防滑。

（7）婴幼儿最好有独睡的床，培养独睡的习惯。床上不要铺得太软、太厚，太软会影响婴幼儿脊柱和胸部的发育，太厚夏季热，婴幼儿容易长痱子，甚至可造成皮肤化脓感染。婴幼儿的床应该有栏杆，以防止发生意外。

（8）新装修的房间不适宜婴幼儿居住。现代装潢材料如合成板材、油漆涂料等，均含有苯和甲醛之类的挥发物质，致使室内空气浑浊，对人的呼吸道有很大刺激，并可危及皮肤、神经系统，降低人体免疫力，这需要引起家长高度重视。

（9）婴幼儿房间禁止放置花草。植物固然可以用来洁净空气，然而不少品种的花草却会影响到婴幼儿的健康。一些花草浓烈的香味会减退婴幼儿的嗅觉和食欲，甚至引起头痛、恶心、呕吐。而有些植物与婴幼儿接触后，容易引起婴幼儿皮肤过敏。

二、婴幼儿良好睡眠环境的创设

（1）保持室内空气新鲜。

（2）室温 18℃～25℃为宜，过冷或过热会影响睡眠。

（3）卧室有睡眠气氛，窗帘拉上，灯光要暗一些，降低收音机、电视机的音量，大人尽量避免高声谈笑，室内安静无噪声。如果婴幼儿睡了一觉醒来哭闹，可以安慰一下，但不要亮灯，更不要逗其玩，或抱起来摇晃，大人应设法让其尽快安静下来才对。

（4）被、褥、枕套要干净、舒适，应与季节相符。婴幼儿不要盖太厚，燥热会妨碍睡眠，更不要穿棉衣棉裤或太多的衣服睡觉，如果孩子尿湿了需要及时更换。

（5）禁止大人在室内吸烟，以免污染空气，造成婴幼儿被动吸烟。

服务案例

如何给宝宝一个好的睡眠环境？

妈妈带1岁8个月的宝宝去公园玩了一天，晚上回来后，又累又困，衣服都没来得及脱就倒在妈妈怀里睡着了。妈妈给宝宝盖上厚厚的被子，睡了1小时，宝宝哭着醒来后怎么也哄不着了，搂着宝宝拍，爸爸也因为被吵醒坐在旁边的沙发上吸烟。因为睡不着，爸爸就打开灯，同时把卧室的电视打开，开始看电视，宝宝越哭越严重，妈妈开始埋怨爸爸不陪着一起哄孩子。但宝宝却一直哭，直到哭累了才睡着。

家博士点评：

从案例中我们知道宝宝玩了一天可能劳累过度，同时没有给宝宝更换舒适的衣服，查看纸尿裤情况，又给宝宝盖得太多，因为燥热宝宝也睡不着，大人吸烟也会影响室内的空气。宝宝的房间内不要放置电视等物品，电视声音、强烈的灯光也都会影响宝宝的睡眠。所以要想宝宝睡得好，良好的睡眠环境创设很重要。

第二节　整理婴幼儿床铺和用品

婴幼儿日常用品分为四大类：婴幼儿的卧具、餐具、衣物和玩具。

一、日常婴幼儿床铺的整理

床铺整理包括晾被子、叠被子、整理床单和枕巾等工作。

（1）每天起床叠被子前，先将被子翻转过来晾 10 分钟左右，然后再将其叠起来。之所以如此，是因为起床后如果马上叠被子，被子里的湿气无法散出，容易滋生细菌。

（2）叠被子时将被子靠近自己的一边向中间折，再折另一边，要注意宽窄适度。将折好的长条形被子的两端分别向中间对折，然后再对折，叠成豆腐块的形状。

（3）整理床单和枕巾：将床单和枕巾铺平，用刷子将床单扫干净，须注意不要将枕头放在被子下面，因为枕头、枕巾会因为婴幼儿睡觉时爱出汗而变得潮湿。

二、婴儿床的选择

（1）安全第一，选择符合安全标准的婴儿床，必须放在第一位进行考虑，其中中国就有 3C 标准，很适用中国婴儿使用。

（2）婴儿床表面基本都有漆料保护层，有的妈妈觉得没有油漆，甲醛更少更环保。事实上，一些不经过油漆处理的实木，容易滋生细菌，也容易发潮，大品牌的婴儿床都会使用安全无毒的婴儿级环保漆，而宝宝喜欢用嘴啃东西，而床缘的横杆要装上保护套。

（3）婴儿床的床缘栅栏，最好就是选择圆柱形外围栅栏，栅栏间距离要小于 6 厘米，这样就可以防止宝宝的头伸出来。妈妈们可能喜欢有花纹及雕饰较多的床，可能对婴儿是不安全的。床栏凸起的雕饰可能勾住孩子衣服什么的，在挣脱中可能碰伤婴儿。

（4）婴儿床还要设计缓冲围垫，在婴儿床四周围设置塑胶制围垫，这样就可以保护婴儿脑部。

三、婴儿床使用的注意事项

（1）使用婴儿床之前应做好安全检查。

（2）注意尽量不让宝宝睡在皮革制品、枕头、沙发、扶手椅等其他过于松软的物品表面或地方。

（3）平时要保证床面利落，不要有杂物。柔软的玩具、毯子、枕头、羽绒等物品不要放置在婴儿床上。

（4）婴儿床上不用绳子悬挂玩具和物品。婴儿床附近不能有百叶窗或窗帘的系绳。

（5）不要给宝宝用卷起的毯子来做支撑，防止宝宝发生意外。

（6）把宝宝放入婴儿床时，需要从宝宝脖子上取走口水巾、项链等物品。

（7）要注意远离窗子和热源摆放婴儿床。

（8）婴儿床组装前和组装后每一周，都应认真检查部件是否有损坏，是否存在松动、缺失、尖锐的部分。

（9）定期检查婴儿床，确保金属部分没有粗糙的边角和尖锐的部分，木头部分没有毛刺和裂缝。

（10）一旦发现婴儿床栏杆上有齿痕，用塑胶条把有齿痕的部分包起。通常，大多数的婴儿床都配备了塑胶防咬条。

（11）随着宝宝长高，定期调低床板位置。一旦宝宝能够站立，床板置于最低位。

（12）一旦宝宝身高超过90厘米或床栏高度小于宝宝身高3/4时，换用儿童床。如果担心宝宝跌落床，可以在床边地板上放一张软垫。

（13）一旦宝宝 5 月龄或能够跪起来时，及时撤走床挂、床铃等可移动的物品。

（14）在宝宝开始站立和能够拉扯时撤走床围，避免宝宝试图利用床围攀爬出婴儿床。

四、婴幼儿餐具的分类

（1）婴幼儿餐具根据不同的材质可分为陶瓷儿童餐具、塑料儿童餐具、硅胶儿童餐具、木质儿童餐具、植物纤维儿童餐具等。

（2）宝宝餐具分类除了以上分类外，还可以有其他家用常见餐具的使用，如温奶器、恒温壶、消毒锅、婴儿餐椅等。

温辅食的步骤视频　　温奶的步骤视频　　婴儿餐椅的使用视频

五、婴幼儿衣物放置的注意事项

（一）不能把穿过的衣服和干净的衣服混在一起存放

为了避免交叉感染，不可以把穿过的衣服与干净的衣服混合放在一起，必须要分开存放。即使是只穿过一次的衣服，也要洗干净后才能放进衣柜。

（二）衣服应分类存放

在衣柜内还应划分内衣区和外衣区，最好用干净的专用的收纳盒收纳内衣，以保持卫生。同一季节的衣服存放在一处，每一季的衣服按上衣、裤子、内衣、外套等分类有序存放，这样不仅美观且取存方便。

（三）长时间不穿的衣服应适时拿出来晾晒

如果宝宝某些衣服长时间不穿，遇到好的天气，应该把这些衣服翻出来晾晒，让阳光赶走衣服上的潮气和细菌。尤其在冬季和梅雨季节，更应勤拿出来晾晒。

（四）禁止放置驱虫剂

有些家长为了防止宝宝的衣服被虫子咬坏了，就在衣柜里面放了樟脑丸或其他的驱虫剂，虽然这样做宝宝的衣服是安全了，但宝宝的健康或许会受影响。樟脑丸含有一种挥发性强而又具有毒性的化合物，能透过婴幼儿稚嫩的皮肤和黏膜渗入血液，影响健康，所以宝宝的衣柜内最好不要放樟脑丸等驱虫剂。

（五）选择适合婴幼儿衣服的存储工具

衣物也需要透气。人造板材的柜子中使用的黏合剂含有大量甲醛，容易被纯棉衣服吸附，导致婴幼儿过敏或其他不适。木制衣柜的透气性好，能保持衣物通风、干燥。应尽量减少使用密封袋来保存婴幼儿衣物，因衣物长期密闭容易发霉。对于放了几个月的衣服，穿之前最好放在通风、有阳光的地方晾一晾，可去除潮气和细菌；也可以用电熨斗熨一下，亦能灭菌。

六、玩具的分类

就其材质来说，常见的儿童玩具有木制玩具、塑料玩具、塑胶玩具、金属玩具、布绒玩具等。

宝宝玩具的分类视频

育婴小贴士

玩具收纳

1. 首先应根据玩具使用频率，以及玩具的种类先进行分类，坏的玩具要及时分拣出来，不能操作的玩具要深藏。

2. 分类好的玩具应善于使用收纳工具，如收纳整理箱、收纳架等进行收纳放置。

3. 玩具箱上要制作玩具名称标签，方便取玩。

七、婴儿车使用的注意事项

（1）在使用前需要进行安全检查，如车内的螺母、螺钉是否松动，躺椅部分是否灵活可用，轮闸是否灵活有效。如果有问题，一定要及时处理。

（2）宝宝坐车时一定要系好腰部安全带，腰部安全带的长短、大小应进行调整，松紧度以放入大人四指为宜，调节部位尾端最好剩出3厘米。切不可在解开安全带的情况下使用，也不要让宝宝从车里站起来。

（3）在有坡度的地方，婴儿车会自动滑行、翻倒，造成宝宝受伤，记住停车要踩刹车。陡坡下行时，要采用倒行方式。宝宝坐在车上时，看护人不得随意离开。

（4）推着宝宝散步时，如果宝宝睡着了要让其躺下来，以免使腰部的负担过重，受到损伤。

（5）不要将车放在火的附近，塑料部件有可能因高温变形，造成婴儿车不能正常使用。

（6）切忌人车一起搬动。有时候上楼梯，或者上公交车，需要把车子搬到车上，很多人会连人带车一起搬上去，这样做其实非常危险，因为如果不小心车的装置失灵或滑落，都会给宝宝带来危险。

（7）不要在车上挂很多玩具。在车子前进时玩具会在宝宝眼睛面前晃来晃去，这会阻挡宝宝的视线，而且宝宝还需要不停地调整焦距，很容易造成视力疲劳，这对宝宝视力发展非常不利。

服务案例

使用婴儿车要注意安全

彤彤妈妈要带彤彤去姥姥家。彤彤妈妈直接让彤彤坐在婴儿车里，彤彤不愿意系安全带，妈妈考虑宝宝的感受，就没强迫给彤彤系。下楼时，因为楼层没有电梯，妈妈就搬着婴儿车直接下楼了，突然婴儿车坏了，彤彤不小心从车子里掉了出来，彤彤吓得大哭。原本高高兴兴地去姥姥家，这下也去不了了！

家博士点评：

妈妈在使用婴儿车时应先对婴儿车进行检查，确保婴儿车没有安全隐患，宝宝也要系好安全带，上下楼梯也不可以直接搬着婴儿车上下。

第三节　清洗婴幼儿衣物

作为一名育婴员，日常要知道根据宝宝的生长发育特点选择合适的着装，以及给婴幼儿衣物进行清洗与消毒。

一、宝宝衣服的选择

1. 衣服要求

宝宝的衣服整体要求应该选择宽松、简单、柔软，容易穿换，以纯棉或棉质衣料为主，吸水性、吸湿性和透气性良好，不影响四肢活动为宜。婴幼儿的衣服也不能过于宽松，如果衣服不太贴身，宝宝会很容易着凉，所以在选择衣服时要做到"松紧适当"，适当宽松，让宝宝不感到束缚即可。

（1）上衣：在给婴幼儿穿衣服之前要先检查衣服是否有破损，而且毛边尽量在外面，以免硌到宝宝娇嫩的皮肤。检查衣服的袖口是否过紧过长，并且袖口处不要有过多、过长的线头，避免缠住宝宝的手指头。要确保衣服上不要有过多的装饰物品，避免宝宝误食。

（2）裤子：给婴幼儿穿裤子之前，要先检查裤子是否宽松，注意松紧带不要勒得太紧，防止影响宝宝的呼吸和骨骼的正常发育。尽量不要给宝宝穿拉链裤，防止影响宝宝的生殖器发育。如果是女宝宝，外出时尽量不要穿开裆裤，防止引起私处感染。

（3）鞋子：选择鞋子时，根据婴幼儿年龄段的大小，婴幼儿脚的长度和宽度，选择适合婴幼儿的鞋子。还要检查鞋子是否透气和吸汗，并注意鞋底的软硬、厚薄是否合适。

（4）袜子：给宝宝穿戴时注意线头不要太多、过长，避免勒住宝宝的脚指头。

2. 不同月龄婴儿选衣注意事项

（1）0～3个月婴儿选衣注意事项。

这个阶段的婴幼儿体温调节功能还不完善，皮肤娇嫩，抵抗力差，同时活动较多，出汗多，皮脂腺分泌多，所以衣服质地上要选择宽松、柔软及吸湿性良好，颜色以浅色为主，容易洗涤的全棉衣料，如没有领子、斜襟的"和尚服"。

（2）4～6个月婴儿选衣注意事项。

4～6个月的婴儿开始手舞足蹈，为了安全舒适，衣服款式要注意不宜有大纽扣、拉链、扣环、别针之类的东西，以防损伤婴儿皮肤或被婴儿吞到胃中。可用布带代替纽扣，但要注意内衣布带不要弄到脖子上，防止勒伤婴儿。

（3）7～9个月婴儿选衣注意事项。

此阶段正是学走练爬的时期，好动易出汗，衣服易脏易破。所在，外衣料要选择结实、宽松、适合活动，易洗涤，及吸湿性、透气性好的衣服，如连体衣、爬行服等。

（4）10～12个月的婴儿选衣注意事项。

10个月婴儿基本已经会爬了，活动范围也日渐扩大。所以，为婴儿选择衣服时要考虑婴儿的特点，又要注意此时婴儿年龄的需求。

这个阶段，婴儿每天的活动量非常大，并且肌肤娇嫩，很容易受到洗衣液、肥皂等洗化用品的伤害，造成过敏，包括洗衣机，如果清理不及时也会引发婴儿严重的皮肤病。

育婴小贴士

为宝宝清洗衣服要选择专用的清洁产品，洗后多次用清水冲洗，确保无残留化学产品在衣服上。

二、衣物的正确清洗

（一）婴幼儿衣物清洗的方法与注意事项

婴幼儿衣物清洗是一名育婴员日常经常要做的工作，所以作为一名合格的育婴员，要了解婴幼儿衣物清洗的方法与注意事项。具体如下。

（1）婴幼儿衣服买回来就要清洗。

新购买回来的婴幼儿衣服一定要先清洗过再穿。为了让衣服看起来更鲜艳漂亮，衣服在制造过程中可能会加入危害婴幼儿身体健康的苯或荧光剂，尤其处在口欲期的婴幼儿，什么东西都想放进嘴巴里咬，一旦碰到有添加剂的衣服，就会出现问题。

（2）成人和婴幼儿衣服要分开洗。

婴幼儿基本生活在室内，活动范围比较小，而成人的活动范围广，接触不干净物品的概率也大，他们的衣服上可能携带有各种细菌，如果洗衣时，成人的衣服与婴幼儿的衣服一起清洗，这时婴幼儿衣服上"沾染"细菌的可能性大大增加，另外婴幼儿的抵抗力弱，受传染的可能性很大，因此，婴幼儿的衣服要与成人的衣服分开洗。另外，清洗婴幼儿衣服的用盆也最好专门配备一套，别与成人的混用。这些细菌可能对成人无所谓，但婴幼儿皮肤只有成人皮肤厚度的1/10，皮肤表层稚嫩，抵抗力差，稍不注意就会引发皮肤问题。

（3）内衣外衣分开洗。

内衣是与婴幼儿的皮肤直接接触的，外套则在外面，与外围接触，家长抱小宝宝时，很可能把不干净的东西"移植"在宝宝的外套上。因此，婴幼儿的内衣要比外套相对清洁得多，所以，内外衣最好分开清洗，避免交叉感染。

（4）婴幼儿衣物最好手洗。

洗衣机长期使用，很容易滋生细菌、病毒。据有关数据显示，洗衣机槽内含有霉菌、金黄色葡萄球菌、白色念珠菌等致病菌，因此，婴幼儿的衣服最好手洗。

（5）用儿童专用洗衣液清洗婴幼儿衣物。

宝宝的贴身衣物直接接触宝宝娇嫩的皮肤，而洗衣粉等对宝宝而言碱性都比较大，不适于用来洗涤宝宝的衣物。而洗衣粉很容易残留化学物，用洗衣粉洗涤过的婴幼儿衣物会使婴幼儿瘙痒不安，这是由于洗衣粉含有磷、苯、铅等多种对人体有害的物质，长时间穿着留有这些有害物的衣物会使宝宝皮肤粗糙、发痒，甚至是患上接触性皮炎、婴儿尿布疹等疾病。并且这些残留化学物还会损害衣物纤维，使宝宝柔软的衣物变硬。因此，宝宝衣物清洗忌用洗衣粉。

（6）阳光是最好的杀菌消毒剂。

阳光是天然的杀菌消毒剂，没有副作用，还不用经济投入。因此，婴幼儿衣服清洗后，可以放在阳光下晒一晒。衣服最佳的晾晒时间为早上 10 点到下午 3 点。如果连日阴雨，可将衣服晾到快干时，再热烘 10 分钟的时间。

（7）漂白剂要慎用。

借助漂白剂使衣服显得干净的办法并不可取，因为它对宝宝皮肤极易产生刺激；漂白剂进入人体后，能和人体中的蛋白质迅速结合，不易排出体外。有的漂白剂则有荧光剂附着，难以去除，长期接触皮肤会引起不适，甚至出现皮疹、发痒等。衣服并不见得是洗得越白越好，关键在于卫生。

（8）要洗的不仅是表层污垢。

洗净污渍，只是完成了洗涤程序的 1/3，而接下来的漂洗绝对是重头戏，要用清水反复过水洗两三遍，直到水清为止。否则，残留在衣物上的洗涤剂或肥皂对孩子的危害，绝不亚于衣物上的污垢。

（9）婴儿香皂适量用。

专门用于清洗宝宝衣物的婴儿香皂，是很多家长为宝宝洗衣的首选。不过婴儿香皂在使用过程中，很可能会使水中的污物反着于衣物上，所以使用这种香皂给宝宝清洗衣物的话，千万不要过量，要使用有"度"才好。

（10）污垢要在第一时间清理。

宝宝的衣服沾上奶渍、果汁、菜汁、巧克力是常有的事，洒上了马上就洗，是保持衣服干净如初的有效方法；如果等一两天，脏物深入纤维，花上几倍的力气也难洗干净。另外，也可以把衣服用苏打水浸一段时间后，再用手搓，效果也不错。

（11）晒衣服的地方禁用宠物用具。

家里如果有养宠物，也应避免将猫砂、狗盆、鸟笼等放置在晒衣服的地方，更要与宠物的饮食、餐盘、便盆保持距离，可以的话，最好分前阳台与后阳台来晾晒衣物和放置宠物的用品。

（二）衣服污渍的清洗小妙招

（1）奶渍：如果是奶渍，要把衣服先用冷水洗一遍，再用肥皂搓洗，然后用清水冲净。

（2）果汁：水果渍是最难洗的，要把脏衣物放在苏打水中浸泡10～15分钟，再拿出来用肥皂洗，就比较容易干净。

（3）呕吐物：衣服上沾有宝宝的呕吐物，要用水冲掉呕吐物，然后用冷水洗。若肥皂洗不掉，可以用些加酶的洗衣粉，效果不错。

（4）酱油：衣服不小心碰到酱油，可去附近的便利商店购买碳酸汽水，直接将汽水倒在酱油渍上反复搓揉，因碳酸汽水含有小苏打的成分，可帮助去污。

（5）发黄的尿渍：用适量食用酵母涂上去，过几分钟按常规清洗。

（6）油脂：在油脂处涂上牙膏，5分钟后搓洗。

（7）汗渍：用40℃左右的温水兑适当洗衣液，浸泡15分钟。

（8）发黄的白衣服：在清洗的最后一遍水里加几滴蓝墨水，就可基本恢复以前的白色，还可防止再发黄。

（9）葡萄渍：沾上后立即用白醋浸泡，不要用皂类，直接用大量清水冲洗。

（10）血渍：沾上血迹后立即用冷水冲洗，还洗不掉的话就用柠檬汁加点盐搓洗，即使是时间很长的血渍也可以清洗干净。还有硫磺皂也有较好的效果。

（三）宝宝衣物清洗常见四大误区

1. 用成人洗衣液

使成人衣物更亮白、洁净、柔顺的化学添加剂，却会成为刺激宝宝肌肤的元凶，所以我们要使用婴幼儿专用的洗衣液。

2. 开水烫衣能够杀菌

尿布、内衣等贴身衣物，家长可能在清洗干净之后用开水烫，以求能杀菌。但应明确杀菌和抑菌的概念，开水烫衣即使能够杀菌，但在宝宝穿着的时候却又成为细菌滋生的温床。而使用专业抑菌洗衣液清洗的衣物，才能在较长时间内控制细菌数量。

3. 没有泡沫等于清洗干净

父母将"没有泡沫"错误地等同于"无残留"。事实上，按照正确的洗衣液用量，一般也要经过 2 ～ 3 次漂洗，如果用量过大，要多"漂"几次，直到无泡水清的状态。

4. 清水浸泡能溶解甲醛

大多数人认为将新衣服先浸泡 20 多分钟然后清洗更有助于溶解甲醛。事实上，清水浸泡多数情况下只能溶解一部分的甲醛，并不能溶解所有甲醛，而科学证明低含量的甲醛残留依旧威胁宝宝健康。所以我们要想让甲醛溶解得更完全，要选择婴幼儿专用洗衣液。

第四节　清洗、消毒婴幼儿玩具和婴幼儿用品

婴幼儿免疫系统尚未发育完全，易受病菌感染，且一旦感染后病菌可经由呼吸道、消化道传播，引起肺炎、腹泻等疾病，轻者导致婴幼儿体重下降、生长发育迟缓，重者可导致败血症，危及生命。所以，保障婴幼儿的健康，对婴幼儿玩具和婴幼儿物品进行全面消毒是非常重要的。下面我们来看看如何更全面地进行消毒，让病毒无处可逃。

一、清洗和消毒的区别

（1）清洗是在消毒之前，清洁是指用物理方法清除物体表面的污垢、

尘埃、有机物和微生物，尽可能地降低到比较安全的水平。清洗彻底是保证消毒或灭菌成功的关键。目的：去除和减少微生物，而不能杀灭微生物。

（2）消毒是指杀死病原微生物、但不一定能杀死细菌芽孢的方法。通常用化学的方法来达到消毒的作用。用于消毒的化学药物称为消毒剂。灭菌是指把物体上所有的微生物（包括细菌芽孢在内）全部杀死的方法，通常用物理方法来达到灭菌的目的。

二、婴幼儿物品消毒常用的方法

（一）物理消毒法

即用物理的方法达到消毒的目的。

1. 煮沸消毒法

适用范围：餐具、奶瓶等。

操作方法和注意事项：煮锅内的水应将物品全部淹没，并盖上盖子，当水沸腾时开始计时，持续 15 ~ 30 分钟，计时后不得再重新加入物品，否则持续加热的时间应从重新加入物品再次煮沸时算起。

2. 蒸汽消毒法

适用物：奶瓶。

操作方法和注意事项：可以用标准的植物蒸汽机，要注意消毒的时间，不超过 15 分钟。

3. 日光暴晒法

适用范围：被褥、床垫、毛毯、书籍等物品。

操作方法和注意事项：由于日光其热、干燥和紫外线作用，具有一定的杀菌力，将被褥、床垫、毛毯、书籍等物品放在直射阳光下，暴晒 6 小时，定时翻动，使物体各表面均匀地受到日光照射。

（二）化学消毒法

该法是利用化学药物渗透到细菌体内，使菌体蛋白质凝固变性，干扰细胞酶的活性，抑制细菌的代谢和增长；或损害细菌膜的结构，达到灭菌作用。

1. 消毒剂溶液浸泡消毒法

适用范围：餐具、服装、污染的生活用品等。

操作方法和注意事项：消毒剂溶液应将物品全部浸没，作用至规定时间后，取出用清水冲净，晾干。

2. 消毒剂溶液擦拭消毒法

适用范围：家具表面的消毒。

操作方法和注意事项：用布浸以消毒剂溶液，依次往复擦拭被消毒物品表面，静置 10～20 分钟。必要时，在作用至规定时间后，用清水擦净，以减轻可能引起的腐蚀作用。

三、婴幼儿物品消毒的注意事项

（1）正确选择和购买消毒剂。应购买国家（省级）卫生部门批准，带有卫消字的腐蚀性小的消毒用品。最好现买现用，避免存放时间过长。

（2）科学使用各种消毒剂，避免影响婴幼儿身体和损害被消毒用品。各种消毒剂，化学成分不同，消毒对象也不同，必须严格按要求、使用方法规定配比进行操作。

（3）保存消毒液时，不应放在温度较高和直接日晒的地方。

（4）除了消毒预防措施外，仍要注意室内通风换气，保持个人卫生等良好习惯更重要。

四、婴幼儿床和卧具的清洁与消毒

（一）婴儿床的清洁方法

（1）准备一块专门用来擦婴儿床的抹布，而抹布的材质也有一定的要求：尽量柔软。经常性地用沾点水的抹布沿着婴儿床的纹理进行擦洗，擦洗后再用干的抹布擦干。

婴儿床的清洁视频

（2）注意擦洗时，不要用化学类的清洗剂。因为市面上的清洗剂都有化学物质，最好用清水清洗，这样是最好的。

（3）经常性地检查婴儿床周围以及各个小角落，是否有刺物或较易引起宝宝划伤的地方。想办法磨平，尽量使其光滑。

（二）婴幼儿卧具的消毒方法

1. 消毒液消毒

可使用婴幼儿专用消毒液，然后将宝宝的床单和被罩整体浸泡半小时，然后用清水洗干净，避免遗留的化学成分危害到婴幼儿的身体。

2. 暴晒物品

天气较好时应将婴幼儿卧具拿到户外晒一晒，利用太阳的紫外线进行有效地杀菌。

五、婴幼儿餐具的清洁与消毒

哺喂用具是宝宝的亲密伙伴，总是装着香甜的奶液、鲜美的辅食，但较易滋生细菌，因此，及时清洗、认真消毒、妥善保管非常必要。宝宝抵抗病毒、细菌的能力很弱，在容易发生消化道疾病的季节里，饮食卫生更显得重要。

（一）婴幼儿餐具清洗注意事项

1. 专用清洗剂

宝宝身体比大人敏感，日常使用的清洗剂虽然对成年人没有什么伤害，但是会对宝宝产生刺激。所以清洗宝宝餐具时，最好选择专用的儿童餐具清洗剂，其中的天然椰油等去污成分比较温和，不会对宝宝造成刺激。

2. 合适的清洗工具

不适合的清洗工具容易刮花宝宝的餐具，细菌容易嵌在刮痕里，因此需要选择适合的工具清洗宝宝餐具。玻璃餐具硬度高、耐磨，可以使用尼龙来清洗；塑料质地较软，很容易被尼龙刮花，要选用海绵来清洗。不过，玻璃餐具易碎，可能会对宝宝造成伤害，因此最好选择塑料制品的餐具。

3. 消毒不能少

清洗餐具虽然可以除去餐具表面的油污，但并不能完全杀死上面残留的细菌。为了减少宝宝餐具上滋生有害细菌，最好每次清洗餐具后或使用餐具前都进行消毒。可以用高温沸水蒸气杀死细菌、病毒，也可以用消毒柜对宝宝的餐具进行消毒，这些方法都很方便，还能有效去除有害细菌。

（二）婴幼儿奶具的清洗与消毒

1. 清洁方式

（1）清洗奶瓶时，选择专用的奶瓶刷和奶瓶清洗剂。

（2）每次清洗时要将奶嘴和奶瓶分别清洗干净，其他婴幼儿用品也要注意细节处的清洗。需要特别注意留意清洗奶嘴孔，并用水冲过洞孔，确保没有食物残留。

（3）用清水将清洗后的婴幼儿用品冲刷干净，避免清洁剂的残留。

（4）将清洗好的婴幼儿用品进行消毒或放置晾干备用。

2. 婴幼儿奶具的消毒

将清洗干净的奶具放置在专用消毒锅内，蒸汽消毒10～15分钟（注意将奶嘴拧下），或将奶瓶、奶嘴放入铁锅里进行煮沸消毒10～15分钟（凉水下锅）。

（1）煮沸法。

锅内的水要没过餐具。水开后，保持沸腾状态10分钟。因为奶嘴容易损坏，可在停火前3分钟放入即可，最后把餐具取出来，放在清洁的地方保存，上面蒙上一层消毒纱布，以防污染。

（2）蒸汽消毒。

先彻底清洗奶瓶、奶嘴和旋转盖。将奶嘴里外洗刷，并用清水冲洗干净。将奶瓶放进下篮筐，瓶口朝下，其他细小配件如奶嘴、旋转盖等可放在上篮筐，将上下篮筐套起，盖上盖子，启动按钮，蒸20～30分钟。当水变成蒸汽可达95℃～97℃，足以杀灭有害细菌。

（3）红外线高温消毒。

将餐具放入专门的餐具消毒柜中进行消毒，每次20～30分钟。

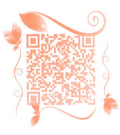

奶瓶的清洗视频

奶具的消毒视频

六、玩具的清洗与消毒

不同的材质做的玩具可用不同的方法清洗。

（1）塑料玩具非常常见，颜色鲜艳，宝宝摸到就往嘴里放。清洗可以用流动清水，然后用75%酒精擦拭，晾一会再给宝宝玩。

（2）有的专门给宝宝吃的牙胶、磨牙棒是用硅胶做的，可以蒸煮，每次用完可用流动清水洗，用热水烫。隔几天可用消毒锅等蒸煮消毒。

（3）海绵的一般都是毛绒玩具，总洗不方便，而且材质的原因导致它容易有细菌。所以这类玩具最好经常到太阳底下晒晒，紫外线可杀菌。

（4）金属玩具最好孩子大一点再玩，以免有小零件进入口中。有电池的记得先把电池拿出来再清洗，并且用75%酒精擦拭晾干。

（5）木制玩具如积木，容易生虫。这样的玩具不能清洗，只能擦拭，经常暴晒杀菌。

（6）组合玩具，由绒面和机器组成，如安抚海马，可以把外面卸下来清洗晒干，定期清洗。

（7）高档电动、电子玩具，可定期用酒精棉球擦拭孩子经常抚摸的部分。

给宝宝准备固定的玩具箱。不玩的玩具放到玩具箱里，这样不仅可以归置整齐，并且可以让宝宝从小就有独立意识，培养宝宝收拾整理的好习惯。

育婴小贴士

玩具要定期清洗，宝宝长大了可以一起参与。

家博士答疑

问：新买来的玩具能直接给宝宝玩耍吗？

答：新买来的玩具首先要检查是否有松动的零件，避免宝宝误吞，给宝宝造成意外伤害；其次最好清洁一下再给宝宝玩耍。

练习与提高

1. 新买来的衣物该如何处理？
2. 家庭中该如何给宝宝餐具进行消毒？

参考文献

[1] 马水学 . 家庭服务业规范化服务技能图解 [M]. 北京：中国劳动社会保障出版社，2018.

[2] 王书荃，陈英 . 育婴员 [M]. 北京：海洋出版社，2011.

[3] 张连琴，王凤英 . 妇产科儿科疾病护理常规 [M]. 河南：郑州出版社，2011.

[4] 范玲，沙丽艳 . 儿科护理学（第 3 版）[M]. 北京：人民卫生出版社，2018.